意思決定支援
こんなときどうする!?

水野 慎大　おうちにかえろう。病院 院長

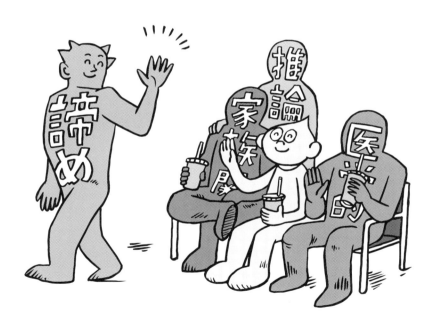

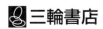

はじめに

　初期臨床研修医になったばかりの頃、消化器内科をローテートしていた際に、先輩医師から言われた言葉を今でも覚えています。「若いうちにいろいろな先生のICを見たほうがいいよ。若いうちしか見る機会ないから」との言葉で、インフォームド・コンセント（IC）は見て学ぶものなのだ、と理解しました。

　その言葉は間違っていない、と今でも思います。それでも、病棟や外来で多くの先輩のICを見て、自分自身が大学病院、急性期病院、慢性期病棟、在宅医療で診療に携わってきて、場所を問わず、失敗ケースには一定のパターンがあるのではないか、と考えるようになりました。

　裏を返せば、犯しやすい過ちを知っておくことで防げるコミュニケーションエラーも多い、ということを意味します。コミュニケーションは、医療を進め、患者や家族にとって最善の形に着地するための手段に過ぎません。しかし、コミュニケーションエラーは医療者のストレスになるだけでなく、患者や家族にとっても苦しみを生み、最善の形に進む道が閉ざされてしまうことになりかねません。

　失敗体験の共有によってコミュニケーションエラーが未然に防げるのではないか、という思いから、本書の構想はスタートしました。これからご紹介するケースは、基本的に私がかかわったケースです。想像力が足りずに無意識のうちに相手を傷つけていたケースや、医学的妥当性を振りかざして返り討ちに会ったケースなどが含まれています。「いるよね、こういう医者」とか「こんなやりとりしちゃダメだよ」など、たくさん突っ込みを入れながら読んでください。

　10年前に担当したケースも含まれていますが、よくも悪くも、印象に残っているケースは会話も鮮明に覚えています。個人の特定

を避けることと、読者の皆さんにも理解されやすいようにするために、細部の設定は変更しています。その一方、現場の空気感を感じとっていただきたいため、会話のやりとりはできるだけ忠実に再現しました。うまくいったケースも、うまくいかなかったケースも、正直に再現したつもりですので、言葉遣いにも着目しながら読んでいただけるとありがたいです。

　各編はどのケースを取り出しても単独で理解できるようにまとめています。気になったケースから目を通してみてください。

2024年7月
水野 慎大

目次

はじめに ii

I 失敗から学ぶコミュニケーション

1. 本人が病状を否認しているケース ... 3
2. 本人は病気を受容しているが、家族が諦めきれないケース ... 10
3. 家族内の方針がバラバラで、話し合いが成立しないケース ... 16
4. 自宅での看取りを望む余命の短い本人を、入院させようとする家族 ... 25
5. 自宅に帰りたい本人と、自宅は無理だと言う家族 ... 32
6. 最期まで一緒に過ごしたい家族と、一人でいたい本人 ... 39
7. 在宅支援者と病院担当者で意見が分かれたケース ... 46
8. 何を望んでいるかを話してくれないがん末期のケース ... 56
9. 何度も説明と同意を行ったにもかかわらず、死後に病状説明を求められたケース ... 65
10. 家族の希望が高過ぎて、医療者の説明を受け入れられないケース ... 71
11. 家族が自分らの望む治療以外を受け入れないケース ... 77
12. 前主治医の治療方針に固執し、主治医の説明を聞き入れないケース ... 84
13. 主治医と担当看護師で意見が分かれたケース ... 90

II 相手の考えを想像したコミュニケーション

A 疾患別のアプローチ

1. がん終末期のケース ... 103

2	誤嚥性肺炎を繰り返しているケース	110
3	神経難病の診断を受けて間もないケース	118
4	嚥下が難しいにもかかわらず、家族が経口摂取を諦められないケース	127
5	繰り返し心不全で入院しているケース	137
6	療養方針が分岐点に立った老衰のケース	142

B 状況別のアプローチ

1	病棟主治医を引き継いだ場合	155
2	在宅医療の初回介入時	163
3	在宅医療で病院搬送を迷う場合	170

C 想像を広げて一歩踏み込んだアプローチ

1	話し合いを通じて得られた気づきが方針転換につながったケース	179
2	状況から想像する	187
3	意図的に投げかける	192

III 相手の考えていることを想像するヒントの探し方

1	相手に「興味をもつ」ことと「観察する」こと	203
2	相手の本音はどこにある？	206
3	「未来」を考えるうえで「過去」を振り返る	208

おわりに　213

編集協力：ボンソワール書房
イラスト：大森庸平

I

失敗から学ぶ
コミュニケーション

本章では、うまくコミュニケーションがとれなかったケース、振り返ると「もっとこうできたのではないか」と後悔しているケース、「あれは結局なんだったんだろう」とわからないまま終わってしまったケース、担当者がかかわり方に悩んで相談にきたケースを紹介します。

　途中までうまくいかなかったものの、何とか軌道修正に成功したケースも紹介していますし、実際に私がクレームを受けたケースも含まれています。手抜きをして失敗したのであれば、心を入れ替えて真剣に取り組む、という解決策しかありません。手抜きをしなかったのに、真剣に考えたのに、それでもうまくいかなかった。そんなケースを紹介しています。

　時間を空けて、冷静になってから振り返って、状況をどのように解釈できるのか、と考え直して、できるだけ論理的に分析して、改善策の提示までまとめました。時間が経ってから振り返ると、案外その時には気づかなかった角度から見直すことができるものです。その場で感じた困惑や感情の揺らぎが落ち着いた後に振り返ってみると、「こうしておけばよかった」と思うことが多々ありました。「きっとあの人はこんなことを考えていたんだろうなあ」と思うこともあります。

　本章は事例紹介の後に、
・主治医のもやもやポイント
・すれ違いポイント
として、医療者側が考えていたことと、すれ違いが起きた内容を整理しています。続けて、
・解説
・本事例の失敗ポイント
・解決への糸口
として、患者や家族側が見ていたであろう世界を想像して、ボタンの掛け違いがなぜ起きたのかをひも解いています。事例紹介以降を読む前に、皆さんだったらどうアプローチするか、どこに課題があるかを考えていただいてから、解説を読んでみてください。より臨場感をもって考えていただけると思います。

1 本人が病状を否認しているケース

> 80歳代、男性。テレビコメンテーターなどを長く務めていた経歴をもつ。同年代の妻と二人暮らしで生活してきたが、2年前から、転倒して救急搬送される状況を繰り返していた。大学病院で精査され、パーキンソン病と診断された。外傷性くも膜下出血で近医に入院したことを契機に、訪問診療が導入された。
> 初回の訪問診療時の会話である。

医師　今回はだいぶ派手なことになってしまいましたね。

本人　たまたま打ちどころが悪かったんだろうな。

これまでも何度か転倒されていたようですけど、転ばないように歩行器に替えませんか？

嫌だよ、年寄りみたいで恥ずかしいし、そんなものを持って外に出られないよ。

でも、転んでしまうとまた同じように、入院しないといけなくなってしまうかもしれませんよ。

この前は少し寝不足で、ボーっとしていただけだから、いつもは大丈夫だよ。

病気のことは、どんなふうに聞いていらっしゃいますか？

パーキンソン病だろ？　治らない難病なんだよね。こんなに医療が進んでいるのに、なんで原因がわからないんだろうねえ。だんだん動けなくなるのも困るよね。

徐々に進んでいくと、起き上がったり、立ち上がったり、いろいろと難しくなります。

知ってるよ。大学病院で言われたよ。動けなくなったら人間終わりだね。俺はそうはなりたくないね。

少しずつ先を見据えて、早めに準備しておいたほうが、生活はしやすくなると思いますよ。杖や電動ベッドを準備しておいたほうが、ご本人もご家族も安心できると思います。使ってみませんか？

いらない、いらない。まだ俺は平気だし。サボったらどんどん動けなくなるでしょ。機械に頼るから今の日本人は軟弱になったんだよ。俺はそうはなりたくないね。

でも今回も大けがしてしまいましたし、奥様も心配されていますよ。

悪いことばっかり準備しても暗くなるし、それならぽっくり逝っちゃったほうが妻も喜ぶだろ。

結局、転倒予防を見据えた環境調整（介護ベッド導入、歩行器利用、手すりの設置）について、本人の同意を得られなかった。その後も本人は好きな時に外出し、困った時には妻を呼びつける、という生活を継続した。
　3カ月後、一人で買い物に出かけたところで動けなくなり、救急搬送された。器質的疾患は認められず、自宅退院の方針となったものの、妻が介護力の限界を理由に自宅退院を拒否したため、施設に入所することとなった。

主治医のもやもやポイント

- 本人は自分の病気について理解しているが、病状の受け入れは拒んでいた。
- 病状に合わせた介護体制を整えられなかったことで、妻の介護疲労をもたらした。
- こちらの話に耳を貸してもらえなかったように感じた。

すれ違いポイント

- 病気の理解と病状受け入れが、必ずしも一致していないことに気づかなかった。
- 本人の「気がかり」に思いをはせることができなかった。

解説

　この事例では、医療者が病気の進行を見越した介護環境の調整を提案したものの、本人が拒否して導入に至らず、結果として在宅療養を継続できないことになりました。医療者は、理解力があり病気の概要について理解していると思われる本人が、なぜ自分の病気と向き合わず、ネガティブなことから目を背けようとするのか、わかりませんでした。本人にとって最善の提案をしているのにはぐらかされる、という点に葛藤を感じていました。

　本事例に対するアプローチの最大の落とし穴は、医療者のアプローチが本人を脅すようなかかわりになってしまったことです。本人の発言を見直してみると、「運が悪かっただけ」という言い訳（例：「たまたま打ちどころが悪かった」「この前は少し寝不足でボーっとしていただけ」）をしたり、「自分の」パーキンソン病のことではなくパーキンソン病「一般」の話をしています。これらのやりとりは、医療者の脅しから身を守ろうとしたり、かわそうとするアプローチと捉えると、理解できます。

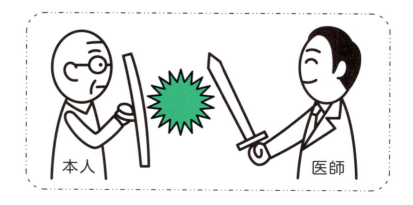

つまり、

> 医学的正しさ　vs　コミュニケーション力

という構図、これは、「医学的正しさ」という武器で医師が本人を攻撃し、本人が「コミュニケーション力」という盾によって防御している、という関係になっています。本人の立場に身を置いてみると、その苦しさが想像できるでしょう。医師は「こちらの話に耳を貸してもらえなかった」と感じていますが、第三者的にみると「よく会話自体を拒絶されなかったね」と思うのではないでしょうか。

　なぜ本人が守勢に入っているのか、と考えたとき、本人のたどってきた歴史にヒントがみえてきます。もともとの職業であるテレビコメンテーターは「人から見られる」仕事です。歩行器を勧めた時に、「そんなものを持って外に出られない」とこぼしています。年を重ねても、病気になっても、「人から見られる」ことを意識していることがわかると思います。

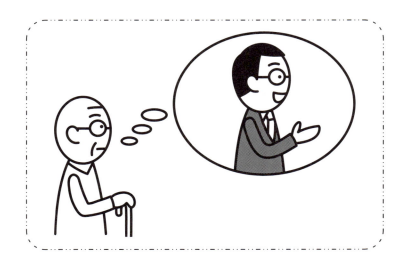

おそらく本人の意識のなかでは、「自分はこのように見られたい」と思っている「見た目」があるものの、現実の自分の姿とはギャップがあることに気づいていて、

> 現実を直視することを避けたい

と思っているのではないか、と想像できます。これを踏まえて本人と向き合うと、次のような会話に変わるのではないでしょうか。

 今のお体の調子は、結構じれったく感じていらっしゃるんじゃないですか？

 パーキンソン病というものを知り合いの医者から聞いたことはあるけど、まさか自分がなるとはねえ……。

 話に聞くのと、自分の身に降りかかるのとでは大違いですよね。

 そりゃ違うよ。こんなはずじゃ、と思うよね。

 これが悔しい、とか、これだけは避けたい、ということはありますか？

 寝たきり、にはなりたくないな……。トレーニングを続けていたほうがいいんでしょ？

 確かに、動けるところもサボってしまうと筋力が落ちてしまう、ということは正しいと思います。ただ、骨折することは、

寝たきりへの最短距離になってしまうと思います。転ばなければ骨折しにくいので、転ばないようにすることは、寝たきりを避けるためにも最重要かもしれません。

せめて外出する時は歩行器使うか……。かっこ悪いけどなあ。

　この会話のポイントは、「転ばないために歩行器を使うこと」という医学的正解に基づいた手段の提示ではありません。「見た目」よりも「寝たきりにならない」目標が優先されることを、医療者と本人で共有したうえで、「歩行器を使う」という手段を導き出していることです。

　この流れを経ることによって、本人にとって満足は得られなくても、納得はできる結論に至ることができるでしょう。

本事例の失敗ポイント

- 医学的正解を振りかざして本人を脅すことで、納得させようとしてしまった。

解決への糸口

- 本人が何に苦しんでいるかについて想像する。

2
本人は病気を受容しているが、家族が諦めきれないケース

　80歳代、女性。銀行員や接客業を長く務め、退職後は障碍者福祉に関するボランティアを続けていた。1年前に手に力が入りにくいことに気づき、精査するも診断には至らなかった。徐々に家事が難しくなってきたため、精査目的で3カ月前に大学病院に入院した。精査の結果、筋萎縮性側索硬化症（ALS：Amyotrophe Lateralsklerose）と診断され、加療を行ったが改善しなかった。嚥下障害も進行したため、胃瘻を造設された。家族が胃瘻の手技を獲得することと、今後の療養方針を決めるために当院に転院した。

　転院初日に今後の方針を定めるため、本人と夫と話し合いをした。

医師　病気の進行に伴って呼吸が徐々に弱くなっています。入院中に窒息や二酸化炭素貯留などによって呼吸状態がさらに悪化することがありえますが、その時はどうしたいですか？

本人　周りで病気が進んでいく人を見てきました。順番、だと思う。

延命処置はやらせたくない。でも、救命と延命は違うと思います。

　できるだけ早く家に帰りたいわ。

　病気が進行すると気管切開も選択肢に出てきます。これについてはどう考えていますか？

　もう仕方ないと思っているから、よけいなことはしたくないの。でも、自分の意思決定能力は落ちていると思うので、夫にゆだねたいです。

　まだ頑張ってほしいと思っています。ここであきらめるのはもったいないと思う。

　上記のように、急変時は夫の意向に従ってフルコードで対応する方針となった。今後の療養方針や療養場所については、2週間後に改めて相談することとした。

　しかし、転院10日目から呼吸状態が悪化してCO_2ナルコーシスを呈するようになった。傾眠により本人の意思表示は困難になり、夫と相談した結果、人工呼吸器管理を検討する目的で、もともと入院していた大学病院に再転院することとなった。

主治医のもやもやポイント

- 本人は呼吸器使用を希望されていないように思われたが、夫の意向によってフルコードになってしまった。
- 本人は病状を受け入れているように見えたが、夫は本人の命に固執しているように見えて、本人と夫の気持ちを合わせられなかった。
- 「早く帰りたい」という本人の気持ちに反して、大学病院に戻ることになってしまい、自宅退院が遠のいた。

すれ違いポイント

- 本人の意向と夫の意向のどちらをとるか、の二者択一で考え、「決める」ことを焦ってしまった。

解説

　本事例は、夫と本人の間で意向がずれており、結果として夫の意向に本人と医療者が従った形になっています。本人の意向が第一に優先される、と誰しもが理解していながら、それを果たせなかったことに医療者が葛藤を抱いていました。
　本事例に対するアプローチで最大の落とし穴は

　　　　　延命したくない本人　VS　延命したい夫

と考えて、本人と夫の対立構造を医療者が描いてしまったことです。

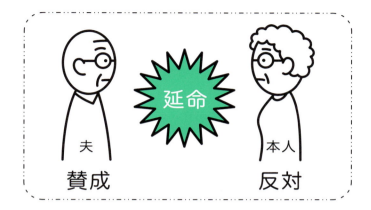

　そのため、いかに夫に諦めてもらうか、という意識が主となってしまったものと考えます。

　もう延命は希望しない本人　&　まだ延命を希望している夫

という構図に置き換えると、見えてくる景色は変わってこないでしょうか？

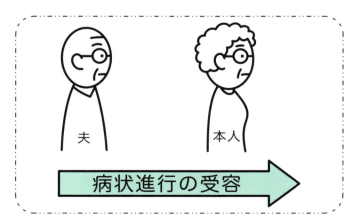

このような絵を浮かべると、同じ方向を向いているけれども、「まだ」夫の受容が本人に追いついていない、という状況に捉え直せると思います。
　このようなスピード感のずれは、しばしば起きます。ALSのような進行性疾患の場合は、本人は体調の変化を自ら感じとることができるため、病状の進行を自覚しやすい一方、家族は変化を体感することができないため、受容が遅れがちになります。「まだ」気持ちが追いついていないのであれば、医療者が無理やり理解させるよりも、家族が本人に追いつけるまで「待つ」という選択肢のほうがよいかもしれません。次のような会話から、糸口が見出されることもあるでしょう。

　今のお体の状態をどのように感じていらっしゃいますか？

　同じ病気の人を見てきた。もう難しいな、と思っている。抗うつもりはないわ。

　諦めてほしくない。頑張ればもう少し長生きできるんだから。

　ご主人は諦めてほしくない、とおっしゃっていますが、ご本人はいかがですか？

　一生懸命考えてくれてありがたい。でも、しんどい。

　つらいか……。

　結婚して半世紀以上ですね。

妻の尻に敷かれて生きてきましたよ。私はおとなしいもんで(笑)。

 何言ってるのよ。好き放題言っていたじゃない(笑)。

 自分のほうが先に逝くつもりだったんだけど、こうなっちゃったら仕方ないのかな……。

 これからのことは、この人に任せます。迷惑かけるけどね。よろしくお願いします。

　こんな会話を繰り返すことで、相互にどのようなことを考えているか、すり合わせていくことができるでしょう。

本事例の失敗ポイント

- 夫と本人を、対立構造で捉えてしまった。

解決への糸口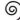

- 夫に「理解させる」のではなく、追いついてくるのを「待つ」。

3 家族内の方針がバラバラで、話し合いが成立しないケース

> 90歳代、男性。ADL・認知機能いずれも低下を認めない。同年代の妻と同居。心不全増悪を契機に訪問診療が介入したが、尿路感染症を契機に入院となった。入院後はさらに廃用症候群が進行し、経口摂取も進まなくなった。本人の意識は清明で、延命処置はすべて拒否している。
> 退院後の療養場所を検討するために、家族と相談を行った。

医師　これからの方針を相談したいのですが、この後のことをどうお考えですか？

本人　この年だから、悪い病気があっても仕方ないし、治療する気もない。今の家に長年住んでいたから、自宅で最期を過ごしたい。病院には本当は入院したくない。

妻　私自身も階段の上り下りがつらい。あなたが呼ぶたびに家の中を動くのが大変。具合が悪くなった時にどうしたらいいかもわからない。耳も悪いからうまく電話もできない。入院していてくれたほうが安心です。

次女 家にいるのはお父さんにとってはいいかもしれないけど、お母さんと私たちもドキドキしているの。点滴していてもどんどん体力落ちるだけだし、野垂れ死ぬようなことは嫌なの。

何があっても仕方ない。とにかく家に帰る。

結局、何かあったときに動くのはお母さんだし、私はみることできないわ。このままじゃ、お母さんまで倒れちゃうよ。

長男 親父が家に帰りたいなら、叶えてやってもいいんじゃないか。ただ、俺は仕事があるからずっとみるのは無理だよ。夜ちょっと顔見に行くことはできるけど。

　上記のように、話をしても平行線をたどった。さらに後日、当日の話し合いに参加していなかった長女がケアマネジャーのもとを訪れ、「自宅に帰って来られたら困る。私は仕事もあるし、何かあっても動けない」と主張していた、という連絡が入ったため、主治医から長女に連絡をとった。

先日、ご家族の皆さまとお話しをさせていただきましたが、改めて長女様もご一緒にお話しをさせていただくことができれば、と考えております。

長女 弟や妹から先日の話は聞きました。本人が帰りたがっていることも知っています。ただ、こういうことは「本人が帰りたいから」とかいう感情論だけでは成り立たないと思うんです。最期の場所をどうするか、という話は他の家族には重た過ぎるので、私が決めます。

他のご家族もいろいろと考えていらっしゃって、迷いもあるようなので、お姉さまだけで決められる、というよりも、他の方と直接お話しをする時間だけはとっていただきたいです。

それはわかりました。弟や妹の話も直接聞いたうえで、私が決めます。

３日後に改めて、本人を除いて話し合いの機会を設けた。

これからよくなることはないと思うので、この状態で家に帰って来られても怖いです。私たちが何か手伝えるわけではないので。

基本的には、姉と弟と同じ意見です。姉と弟が付き添うのは無理だし、母に任せるわけにもいかないですよね。私は融通がきくけど、毎日は無理だし。ただ、父の帰りたい、という思いを考えると、そこには葛藤がある。

あの人、あんなに帰りたがってるけど、私は面倒みられないからねえ。

これだけ調子が悪くなっているので、家では付きっきりでみないといけないですよね。残された家族が自分たちのせいで亡くなった、と思うのではないかと心配です。ずっとみている人がいるところで亡くなったのであれば、仕方がないと思えるけど、家ではそう思えないです。

　上記のように長女が最終決定して自宅退院を断念して施設入所の方針となった。入所先を探していた10日後に病院で永眠された。

主治医のもやもやポイント

- 本人の思いよりも、周囲の都合で決定した。
- 直接かかわろうとする意思がない長女の思いで押し切られた。
- 10日後に亡くなるのであれば、結果的には家でみることができたのではないか、と感じた。

すれ違いポイント

- 家族がそれぞれの都合を主張するばかりの話し合いになった。
- 家族と医療者それぞれで、想定している予後予測をすり合わせることがなかった。

解説

本事例では、話し合いのテーマである「これからのこと」に対して、各メンバーが考える時間軸がずれていることから、すれ違いが始まっています。つまり、

> 医師：（予後2週間を）本人がどこで過ごすか
> 長女：（本人の死後の）家族に対する気がかり
> 次女：（期間未定で）本人がどこで過ごしたいか
> 長男：（期間未定で）誰が本人と向き合うか
> 妻：（今）本人と自分がどこで過ごすか

とそれぞれが考えていて、これを図示すると次のようになります。

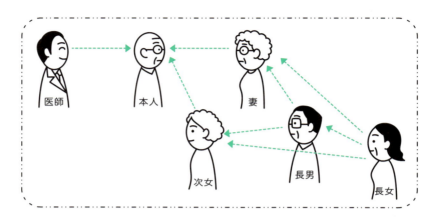

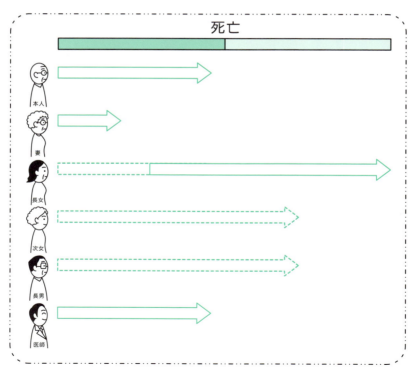

前図を見ていただいてわかるように、登場人物の視線の先にいる人も、見ている期間も、バラバラです。これでは話し合いが成立しなくて当然です。

　発言内容だけを取り上げると、長女がとても冷淡にみえるかもしれませんが、上記のなかで唯一、残された家族を主語において考えているので、一人だけ見ている世界が違うように捉えられてしまうのでしょう。

　ここで、期間とテーマを明確にして話し合いを行ったとすると、どのように変化が起きたでしょうか？

　そして、このような話し合いにおける医療者の役割は何でしょうか？

　医療者が、本人を含む家族全員にとって最期の場所はどこがベストか、答えをもっているわけではありません。医療者から渡せる情報は、

> ①予後が2週間と見込まれること
> ②自宅で家族が担う役割について
> 　（見守り、介護処置、医療処置の対応が必要か）

の2点に集約されるでしょう。言い方を変えれば、医療者だけしかもっていない情報は上記の2つしかない、ということです。

　これをもとに、目線の時間軸を揃え、話のテーマを本人に関することと、家族に関することの2つに整理して話し合いを行うことができると、次のような展開になっていたかもしれません。

　今の状態を考えると、残された時間は2週間程度だと思います。ご自宅に戻られた場合、確かにご家族は気持ちの面で心配は尽きないと思います。ただ、オムツの交換や体をきれい

にしたりすることは、訪問看護師さんや訪問介護ヘルパーさんの手を借りて、ご家族が手を動かすことはほとんどしなくてよいです。これから起きうる肺炎などは、家でも病院でも同じように起きます。誰かの見守り方が悪かったから起きるのではありません。ご本人のお体がすでにそういう状態まで力が落ちてしまっている、ということです。

短いな……。どこにいても変わらないんだったら、帰りたい。みんなには迷惑かけるけど。

お父さんは昔から自分のことばっかり考えて、私たちのことは全然考えてくれない。2週間だって弟や妹が大変だし、お母さんだって夜眠れなくなるんだよ。わかっているの？

これまでもみんな一生懸命やってくれていたから、諦めたほうがみんなのためかな、とも思う。でも、最後のわがままだと思って……。

親父の自己中心は相変わらずだなあ。あきれちゃうよ。2週間なんだったら有休を使えば、少し様子を見に行くことは増やせるかな。でも、毎日は無理だよ。

私も頻繁に見に行くようにはするけど、どうしても誰もいない時が出ちゃうよ。

仕方ないよ、俺のわがままで帰るんだ。一人の時に息が止まっても、それは運命だよ。

お母さんはそれで本当にいいの？

私はよくわからないけど、昔からお父さんは言い出したら聞かないし、最後までわがままを通すなら、それもお父さんらしいかな、って気もする。

　この会話の流れでは「自宅に戻る」という結論に着地すると思いますが、「帰りたい本人」が「帰らせたくない家族」に勝った、ということになるでしょうか？　確かに結論だけでみると、本人の希望どおりになりました。ただ、本人の発言からは

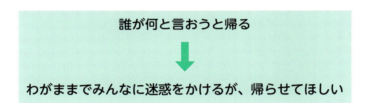

誰が何と言おうと帰る
↓
わがままでみんなに迷惑をかけるが、帰らせてほしい

という変化が起きていることがわかります。本人の発言に「自分」だけしか存在しなかったところから、「周囲への配慮」が加わっている、ということを意味します。家族も、「本人がそこまで言うなら」という形で「父への配慮」が加わっています。つまり、お互いへの配慮が出てきた結果として、「父親が最後までわがままを貫くために、みんなが少しずつ協力する」という答えを導いた、といえます。

本事例の失敗ポイント

- 家族のテーマや時間軸が揃わない状態で話し合いを行った。

解決への糸口

- 話し合いのテーマや時間軸を揃えるために必要な情報を医療者が提供したうえで、話し合いを行う。

4 自宅での看取りを望む余命の短い本人を、入院させようとする家族

> 70歳代、男性。大手メーカーの技術者を長く務めていた。退職後は同年代の妻と、趣味の写真撮影で全国を行脚していた。子どもは独立して別居。2年前に呼吸困難が出現し、筋萎縮性側索硬化症（ALS）と診断された。胃瘻造設に加えて非侵襲的陽圧換気療法（NPPV）が導入され、在宅診療が開始となった。
>
> NPPV以上の気管内挿管や心臓マッサージなどの侵襲的処置は行わない方針で、夫婦ともに一致していた。緩徐に呼吸困難感が進行していたが、医療者には夫婦が適度な距離感で日常生活を送れているようにみえていた。呼吸困難がNPPVでは改善しないようになり、麻薬の使用も始まったため、最期の場所を相談するために話し合いを行った。

医師　だいぶ苦しくなってきましたね。今でも挿管しない、という考えは変わらないですか？

本人　うん。やり残したことはないし、人に迷惑かけたくないから。

苦しくなってきていることは、病気の進行を意味しているこ

とはおわかりですよね？

もうあまり長くないよね？　どのくらい？

1カ月以内に急な変化が起きてもおかしくない状態です。

そうか。最期まで家にいられるかな。

奥様はどう考えていらっしゃいますか？

これ以上は体力的にきついから、私は家で最期までみるのは無理だと思う。
妻

これまでも奥様は十分サポートされていましたし、これ以上頑張らなくてよいですよ。訪問看護師さんやヘルパーさんの力をもっと借りていけば、家でも過ごせると思いますよ。

とにかく家は無理。「どうしてか」と聞かれてもわからないし、薄情って言われるのはわかっているけど。

妻の言うことに従うよ。

　この1週間後にCO_2ナルコーシスとなって、意識状態が悪化した。予後1日と見込まれたが、妻が「もうすぐ死んじゃうのはわかっているけど、もう家ではみられない」と入院を強く希望されたため、救急搬送して、翌日、病院で逝去された。

主治医のもやもやポイント

- 仲がよさそうにみえた妻が、なぜ強硬に入院を主張しているのかがわからなかった。
- 看護体制としても医学的にも、最期まで自宅で過ごすことは可能と思われた。
- 本人の自宅看取りの希望が果たせなかった。

すれ違いポイント
- 妻が何を考えているのかを、明確にできなかった。

解説

　本事例では、「なぜ仲がよい夫婦が最期まで一緒に過ごしたいと思わないのか」という疑問が解消せずに、最期を迎える形になりました。本事例で、夫婦の希望は下記のようになります。

本人：自宅で最期まで過ごしたい
妻：疲れたので最期は入院してほしい

　これだけをみると、自宅で献身的に介護してきた妻の介護負担が重なり、限界となったため入院を希望している、と解釈できます。この要素だけを考えると、「よくあるよね……」というケースであり、

主治医がもやもやすることは少なそうです。なぜ、主治医はもやもやしたのかを検討してみましょう。ここには下記のように、主治医の想定と妻の判断にギャップがあることがわかります。
　主治医の思考をたどってみましょう。

①退職後に夫婦で写真撮影の旅行をしていた
②病気がわかった後も妻が一生懸命介護をしていた
③二人とも病状の進行と予後見通しを理解している
④本人は自宅看取りを希望している
⑤①〜④を踏まえると、最期まで自宅で過ごせるだろう

と、このように考えていたのに、妻から「最期は病院で」と⑤とは正反対の希望が出されたため、戸惑っていることがわかります。
　この場合、①〜⑤のいずれかにおいて想定とずれがあった、と考えられます。①、②、④は事実として確認できる内容であり、ずれはありません。③についても、本人たちの発言内容からずれがあったとは考えられません。以上を考えると消去法で、⑤が誤った推測であったと結論づけられます。
　それでは、⑤のどこが誤っていた、と考えればよいのでしょうか？主治医は、①、②より「仲良しの夫婦」というイメージを描いています。つまり、「仲良しの夫婦なので、本人の願いを叶えようとするだろう」という想定をしたわけですが、結論はそれと正反対だったわけです。誤りが生じる場合は、

①「仲良しの夫婦」という想定が誤っていた
②「仲が良ければ本人の願いを叶えるはず」という想定が誤っていた

の2パターンですね。ここを知るためには、下記のような会話がヒントになるかもしれません。

 とても仲良しにみえるんですけど、最期まで一緒にいなくて寂しくないですか？

 仲良し、ねえ……。今はね……。それまでにいろいろあったのよ。

 昔は違ったんですか？　意外です。

 僕は妻と仲良くやってきたつもりだったんだけど、だいぶ迷惑かけてきて、妻も嫌になっちゃったみたいなんだよね。

 でも、お二人でたくさん旅行に行かれていたんですよね？

 子育てしていた頃は、妻にまかせっきりだったから……。

 私が子育てで大変だった時もあっちこっち行って、話もあんまりできなかったのよね。退職後に旅行に行ったのはその穴埋めのつもりかもしれないけど、今さら、ねえ……。

 なるほど……。旅行は楽しくなかったんですか？

 もちろん楽しかったわよ。でも、昔の大変さが消えるわけではないじゃない。

 厳しいですね。身につまされます。

私も子どものため、夫のため、と我慢してきたの。こんなこと言うのは残酷かもしれないけど、この人が亡くなったら、この家で私の人生を歩いていきたいの。そのためには、この人に家で亡くなられちゃうと、前向きにスタートできなくなっちゃうじゃない。だから、もういいの。

つまり、妻にとって再出発の場所であってほしい自宅を、夫にとってのゴール地点にされたくない、と考えていることがわかります。夫の死後を考え始めている妻と、自分が死ぬまでを考えている夫では、

「家で死ぬ」という事実に対する捉え方がまったく異なる

というわけです。そう考えると、「家で最期を迎えるか否か」という課題に対する答えの出し方は、当然異なります。

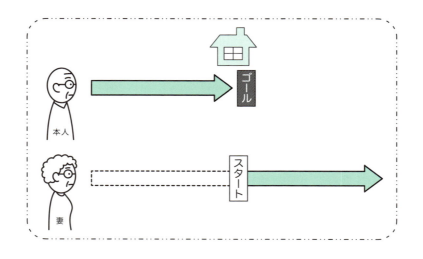

本事例の失敗ポイント

- 主治医が行った推論のステップに誤りがあった。

解決への糸口

- 「自宅で最期を迎える」ということに対して、夫婦それぞれが抱いている考えを明確にする。

5 自宅に帰りたい本人と、自宅は無理だと言う家族

> 80歳代、女性。独居でADLは自立しており、週1回娘が様子を見に行く、という生活スタイルで過ごしていた。心不全で訪問診療を受けていたが、転倒を契機に腰痛が出現してADLが低下したため、リハビリ目的で入院加療となった。
> リハビリによってADLが向上したため、今後の方向性を相談するために、家族を含めて療養方針を相談した。

医師 リハビリが進んできて、だいぶ生活に必要な動きができるようになってきました。退院した後に、どこでどのように過ごすか、相談をさせていただきたい、と考えています。

本人 だいぶ動けるようになってきたし、早いところ家に帰りたいねえ。

娘 トイレに行く時は大丈夫なの？　この前来た時には、まだ少しふらつく、って言っていたじゃない。

もう大丈夫だよ。

本当に大丈夫なんですか？

 立ち上がる時にどこかにつかまって気をつければ、一人で動くことは大丈夫です。

 でも、もしふらっとして転んじゃったら、自分で立ち上がれるんですか？

 床から立ち上がる場合は、少し難易度が上がってしまいますね。

 昼間は一人で過ごしているんで、もしトイレで倒れたら、夜に私が行くまで誰も気づけないんですよ。身の回りのことはすべて自分でできるようになってもらわないと心配です。

 でも、だいぶ力もついてきたし、家に帰ってから動いていれば、立ち上がるのもうまくなると思うよ。

 そうやって昔から無茶してきたじゃない。今回だって、気をつけて動いて、って散々言ってきたのに、無理して転んで入院したじゃない。

 今の体の状態であれば、ほとんど身の回りのことは自分でできますよ。重いものを持ったり、急な動きをしたりしなければ、転ぶことも少ないと思います。

 でも、絶対大丈夫、ということはないですよね。家で倒れていたら見つけるのは私なんです。その時にどうしたらよいかわからないから不安です。

もちろん、今回のこともあったので、困ったときに来てもらえるようにヘルパーさんや訪問看護師さんにみてもらう頻度を、これまでよりも増やしましょう。そうすると、見守る体制は強化できますよ。

増やす、と言ってもヘルパーさんが24時間いるわけじゃないし、母が一人になる時間も多いですよね。

私は一人でも平気よ。大丈夫だから。

お母さんは平気でも、私は仕事中もずっと心配していなくちゃいけないの。今回みたいに入院したら、急に仕事を休まなくちゃいけないし。

……。

上記の話し合いの結果、施設入所の方針となった。

主治医のもやもやポイント

- 自分の不安や都合を主張する娘の希望どおりの形になった。
- 身体機能としては、自宅退院が十分に叶えられる状況だった。
- 本人と娘の対立を解決できなかった。

すれ違いポイント

- 娘が自分の都合だけを主張し続けているように見える話し合いの構図を、脱することができなかった。

家に帰ろうとする本人の前に、娘が立ちはだかる、という状況になってしまいました。

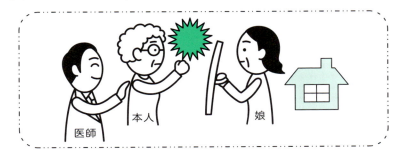

家に続く道をこじ開けようとしても、娘を押しのけなければ家に入れない、という構図になっています。「大丈夫」と主張する本人と、そこを後押しする医療者に対して、「不安だ」を連呼する娘の対立構造であり、それぞれの注目している点は、次のようになっています。

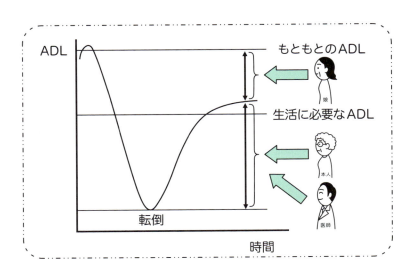

以前のADLからの低下に着目している娘は「まだ十分によくなっていない」と考えているのに対して、本人や医療者は転倒によって低下したADLからの上昇に着目して「もう十分によくなっている」と考えています。もっと正確に表現してみましょう。

> 娘：以前と同じ生活をするためには、まだ十分によくなっていない
> 本人：転倒した時と比べると、もう十分によくなっている

　下線を付した、それぞれにとっての判断根拠となる前提が異なる状態で、「まだダメ」「もう大丈夫」と議論していても、水掛け論になることがわかってもらえると思います。この場合、前提となっている部分を、双方で確認し合うことから始めてみましょう。

 ご家族としては「まだまだ」と思っていらっしゃる部分があるんですね？

 そうです。入院する前はすべて自分のことができていたのに、今はまだできないことがありますよね。トイレの時の動作も時間がかかるみたいだし。もともとは食事も自分でつくっていたんですよ。今の様子だと、炊事している時に倒れたりしたら火事にでもなるんじゃないか、と心配です。病院では、食事やトイレは皆さんの手を借りることができるので、本人ももう大丈夫、って思っているだけだと思います。

 ご本人は「もう」こんなによくなっている、と感じていらっしゃるんですよね？

そうだね、転んだあとは全然動けなかったし、ベッドの上に寝たきりだったのよ。もう私ダメかな、って正直諦めてた。ここまで戻るとは予想していなかったし、けっこうリハビリもきつかったし、せっかくここまでよくなったんだから、家に帰ってみたいのよ。

そんなこと言って、また倒れたらどうするの？　また寝たきりに戻っちゃうのよ。

そうかもしれないね。もう一回転んだら本当にダメかもね。でも、今回はここまで頑張った成果を生かしてみたいのよ。あなたに心配かけるし、入院になったら仕事休んでもらって悪いな、とは思ってる。

仕事休むのは別に構わないのよ。でもせっかくここまで頑張ったのに、お母さんがまた転んで寝たきりになったら、って考えるとつらいの。

わがまま言うようだけど、私は「あの時にこうしたかったなあ」って後悔するほうが嫌なの。今回はあなたの言うとおり、不安なことは多いけど、「チャレンジしたい」という気持ちが強いから、ここで帰らないと寝たきりにならなくても後悔しそうなの。

昔からお母さんはそうよね……。家で一人の時に転んだらどうするの？

緊急通報装置を首から下げて過ごして、転んだらボタンを押して警備会社を呼ぶ、という方法はありますよ。

私も以前から母に勧めていたんです。でも「監視されているみたいで嫌だ」って言って使ってもらえなかったんです。

 と、お嬢様はおっしゃっていますが、ご本人としてはいかがでしょう？

 私はああいうのは嫌いなの。でも、私のわがままで家に帰るんだから、それくらいは協力しなくちゃね。

　このやりとりを通じて、娘は「自宅に帰らせないようにしよう」と立ちふさがっていたのではなく、「本人に寝たきりになってほしくない」と願っていたことが明らかになります。また、本人は「娘を押しのけてでも自宅に帰ろう」と思っていたのではなく、「ここまで頑張った成果を発揮してチャレンジしたい」と願っていたことも明らかになります。

本事例の失敗ポイント

- 「まだ」と「もう」の対立にしてしまった。
- 医療者が「もう」陣営の中に入り込んでしまい、全体を俯瞰する役割を担えなかった。

解決への糸口

- 医療者が「もう」陣営から離れて、「まだ」陣営のことも理解してみようとする。

6

最期まで一緒に過ごしたい家族と、一人でいたい本人

> 50歳代、男性。外国籍の妻と二人暮らし。子どもはいない。2年前に胃がんと診断されて化学療法を受けてきたが、病状が進行してBest Supportive Care(BSC)の方針となった。癌性胸水の貯留による呼吸苦を契機として入院した。
> 以下は、入院時の会話である。

本人　やることはやった。苦しまないのであれば、これ以上何もしないでいい。

妻　できる治療はやってほしい。少しでも長く生きてほしい。

もう何もしたくない。

私にできることは何でもしてあげたい。

病院に面会も来ないでほしい。できるだけ早く死んでしまいたい。

少しでも長い時間を一緒に過ごしたい。

本人から担当医に、「妻が面会を希望しても断るように」という依頼があったため、担当医が本人と話し合いを行った。

医師　奥様の面会を断っていらっしゃるとうかがいましたが、奥様は面会を希望されています。

　患者本人が面会を拒否している場合は、それが優先されますよね？

　もちろんそうです。ただ、奥様はずっとお会いになりたい、とおっしゃっていますし、そこに応えてあげたほうが奥様も安心されるんじゃないか、と思います。

　僕に残された時間はほとんどないんです。その時間を自分の好きなように過ごしたい、という僕の希望は叶えてもらえないんですか？

　奥様とはどのように過ごして来られたんですか？

　仲良く過ごしてきましたよ。でもね、だから最期まで一緒にいたいか、というとそういうわけでもないんです。僕は病気になった時から、最期は病院で一人で死ぬ、と決めていたんです。妻が来ても必ず断ってください。

　上記のように話がかみ合わなかった。その後、妻の面会希望を医療者が伝えるたびに、怒りをあらわにした。

主治医のもやもやポイント

- 仲良く過ごしてきた本人と妻が最期まで一緒に過ごせるようにすることが、二人にとって大切だと考えたが、本人が聞く耳をもってくれなかった。
- このまま会うことができずに逝去されると、亡くなった後の妻の悲嘆が強まることが想定される。

すれ違いポイント

- 医療者は「面会してほしい」、本人は「面会したくない」の水掛け論になっており、双方の主張のぶつけ合いになってしまった。

解説

　本事例は、医療者が本人の「説得に失敗した」という形になっています。どちらのほうが正しいか、という対決になってしまうと、議論が深まることはありえません。どちらがマウントをとるか、の勝負になってしまうと、そこから先に話は進みません。この会話は、まさにその構図になっています。

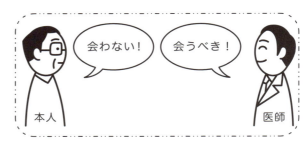

この構図の最大の問題点は、本来は本人と妻の関係が最大のテーマになるはずなのに、本人と医師の争いになってしまい、医師が配慮しているつもりだった「妻」が蚊帳の外に置かれた構図になっていることです。
　「妻」をこの構図の中に取り込むにはどうしたらよいでしょう？　本人と妻の交流から話が進めば最善ですが、本人が妻とのコミュニケーションを拒んでいる以上、仲介役として医療者が介在する余地があります。

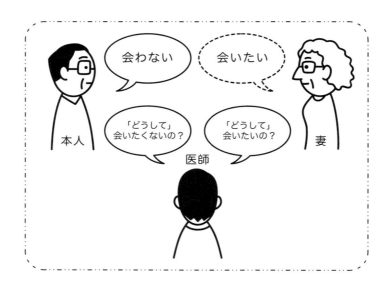

　上の図のように医療者が仲介役の立ち位置に変更してみることで、その場にいない妻の代弁をするとともに、各自の希望の意図を問うことができます。下記のような会話を行うことで、流れは変化するかもしれません。

◆夫と医師の二人での会話

 とても仲良く過ごしてこられたようですが、それなのに最期は会いたくない、とおっしゃることが意外で、びっくりしました。

 そうだよ、仲良かった、と自分でも思うよ。

 そうすると、最期は一緒に過ごしたいって思いそうかなあ、と私は思うのですが、違うんですね。

 大切な相手だからこそ会いたくない、そういうことかな……。

 難しいですね……。正確な意図を理解できていないと思います。意図を教えていただけますか？

 私はもうすぐ死ぬんだよ。妻には、いつまでも私のことにかかわらず、国に戻るなり好きなようにして、自分の人生を歩き始めてほしいんだよ。

 愛情ですね。奥様には直接お伝えにならないんですか？

 何を言っても、つらいと感じるだろうし、自分を責めると思うんだよね。それだったら、関係を絶ってやったほうが、向こうの気持ちが楽だと思うんだよ。

◆妻と医師の二人での会話

私は一緒にいたいだけなのに、嫌がられてしまう。どうしたらよいのかな……。

なぜご主人は来るな、とおっしゃっておられると思われますか？

わからない。もう顔を見たくない、と言われちゃったし……。

奥様が、そこまで言われてもご本人に会いたい、というのは、そのほうが安心する、ということが大きいですか？

だってこれまで一緒にやってきたのよ。私の国では、最期まで家族が支えることが当たり前。家にいればそれができたけど、病院だと私は何もできない。あの人は気が強いことを言うけれど、本当はものすごく怖がり。今もすごく怖いと思う。私は怒られても怒鳴られてもかまわない。そばにいて支えてあげたい。

ご主人も奥様のことを思って「来るな」とおっしゃっているようですよ。奥様も今のお気持ちをご本人にお伝えしてみませんか？

上記のような会話から、

夫：自分が死んだ後、早く妻が自立できるように「会いたくない」
妻：怖がりの本人を一人にしたくないから「会いたい」

という構図が浮かび上がります。双方の主張は真っ向から対立しているようですが、根底ではお互いのことをおもんぱかっていることが、よくわかります。これを共有することができれば、夫婦二人で過ごすことの答えは出せると思います。

本事例の失敗ポイント

- 本人と妻の向き合いではなく、本人と医師の向き合いにしてしまった。
- 夫婦間の意見対立として捉えてしまった。

解決への糸口

- 一見対立しているような双方の意見の表面だけではなく、本当に言いたいことは何か、を探ってみる。

7 在宅支援者と病院担当者で意見が分かれたケース

　80歳代、男性。生活保護を受給しながら独居で生活し、4年前から心不全増悪のたびに入院を繰り返していた。認知機能低下が軽度みられ、自宅では好きなものを好きなように食べており、日常生活の塩分制限は遵守困難で、内服アドヒアランスも不良だった。訪問診療も導入されて、利尿剤による調整で改善していたが、徐々に治療反応性が乏しくなり呼吸苦が強まったため、入院加療の方針となった。

　入院後、心機能の精査と利尿剤による調整を行っていたが、改善が乏しくなった。さらなる治療介入による効果は期待できないと判断され、心不全終末期として予後1カ月以内と想定された。ADLは入院前と大きく変わらず、本人は入院直後から一貫して自宅退院を希望していたため、自宅看取りを実現するために、退院前カンファレンスを開催した。以下は退院前カンファレンスでの会話である。

病院
主治医
　状態としては心不全終末期に差し掛かっており、これ以上の治療は難しい。ご本人も自宅退院を希望されているため、退院に向けた調整を進めたいです。

診療所
主治医

利尿剤の調整も限界ですね。在宅酸素を導入して、あとは生活を整えましょう。本人の病状理解はどうですか？

認知機能低下もあるため正確な理解は難しいですが、「これ以上よくならないんだね。それなら家にいたいな」とお話しされています。

今後の見通しはどうですか？

心拍出量は20％前後と著しく低下していますが、病院でもベッドに横になっていることがほとんどで、排泄もオムツで行っているので、生活上は大きな支障はないと思います。

訪問
看護師

さっきお会いしましたが、相変わらずの雰囲気でしたね。対応する機会は増えると思いますが、あの方らしく過ごしてもらえるように頑張ってみます。

ケア
マネジャー

ちょっと待ってください。家に帰って本当に大丈夫なんですか？　もう無理だと思いますよ。これまで何度も食事のことも伝えてきましたけど、まったく守ってくれないですし、帰ってから同じことの繰り返しになることは目に見えています。限界なんじゃないでしょうか？

食事のことはおっしゃるとおりだと思いますが、ご本人のご自宅に帰りたい、という気持ちがとても強いんです。

こう言っては何ですが、今まで食事のことも守らず、好きなようにやってきた結果ですよね。そのうえで「帰りたい」と言っているから帰してあげる、というものでもないように思

うんです。

確かに、これまでも好き勝手生きてきた人だけど、だから諦めなさい、というのもかわいそうじゃない？

部屋の中も相当汚いですし、いくらヘルパーさんたちが掃除してくれても、すぐに散らかり放題になってしまうんです。心臓は相当悪いんですよね？ いつ亡くなってもおかしくない状況ですよね？ それだったら、ゴミが散らかっているなかで亡くなるよりも、病院で過ごしたほうが、本人にとってもいいと思うんです。

　このように議論は平行線をたどり、調整は進められなかった。その後もケアマネジャーに相談したが、「自宅は難しい」の一点張りだった。入院を継続し、2週間後に心不全増悪で亡くなった。

主治医のもやもやポイント

- 自宅に帰りたがっていた本人を帰すことができず、病院で最期を迎える結果になった。
- どうしてケアマネジャーが、自宅退院に強固に反対し続けるのかがわからなかった。

すれ違いポイント

- 医師、看護師の想定していることと、ケアマネジャーが懸念していることのすり合わせができなかった。

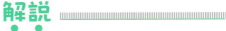

解説

　本事例は、医療者と介護支援専門員（ケアマネジャー）の間で、認識の相違が出ています。医学的・看護的に自宅生活は可能だ、と主張する医療者と、生活支援者の立場から自宅生活は限界だ、と主張するケアマネジャーとが、真っ向から対立する構図となっています。医療者から見た目線と、ケアマネジャー（CM）から見た目線を想像してみましょう。

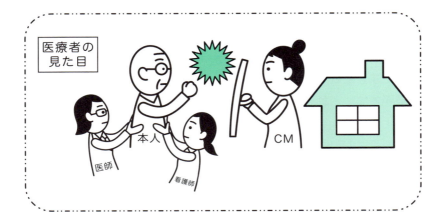

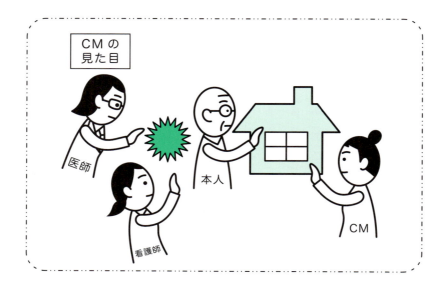

　この図は少しわかりにくいかもしれないですが、医療者からは「ケアマネジャーが本人の邪魔をしている」と見えており、ケアマネジャーからは「医療者が本人を自宅に丸投げしてきている」と見えているでしょう。

　このようなすれ違いがなぜ起きたのでしょうか？　一言で言うと「相互理解が不足しているから」です。これだけなら、よく言われる「相互理解を深めてチームで支えましょう」というスローガンと同じです。ここでは、お互いに「何を」理解することが必要なのか、が重要です。これを検討するために、双方が考えているポイントを具体化してみましょう。

　医療者は「自宅に帰れる」と考え、ケアマネジャーは「自宅に帰れない」と考え、両者の見解が分かれたのは、それぞれの「判断根拠」と「懸念点」が異なるからです。

医療従事者

判断根拠：
①この先の治療内容も予後見通しも、自宅でも病院でも変わらない
②本人は自宅に帰りたがっている

懸念点：
・病状として、今帰らないと自宅に帰るタイミングを逃すことになる

→だから、自宅に帰そう

ケアマネジャー

判断根拠：
①本人は生活習慣を改める気がない
②清潔管理や食事調整などの生活支援に限界がある

懸念点：
・心不全が悪化した時に汚い部屋で一人で苦しむことになる

→だから、自宅は無理

　それぞれの内容をよく見てください。医療従事者の検討内容は「医療的な妥当性」ですね。ケアマネジャーの検討内容はどうでしょう？「生活上の懸念」ですね。よく目にする対立構造ですが、医療的な妥当性と生活上の懸念はしばしばぶつかります。

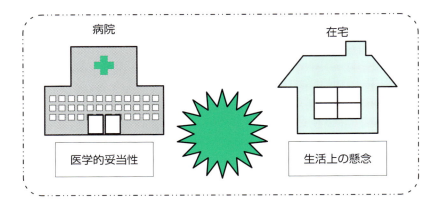

これ自体は仕方のないことです。医療機関では医学的妥当性に基づいて意思決定が行われ、在宅では生活をいかに支えるか、という観点に基づいて意思決定が行われるからです。「所変われば品変わる」です。病院と在宅と場所が変われば、そこの価値基準や文化が異なるのは当然のことです。

　問題は、自分と相手が同じ価値基準に基づいているはずだ、と考えることで、そうすると「なんでわからないんだ」という怒りに変換されてしまいます。「(医学的に)帰れる状態なのに、なんで帰らせないんだ！」と怒っても、相手は「(生活上は)自宅で暮らすことが難しい」と考えているのですから、まずはカッコ内の前提を共有して、相談する必要があります。

　ここでは、「言わなくてもわかるだろう」という考えは通用しません。言わないとわかりません。日本人にギリシア語で説明して納得を求めるようなものです。どれだけ説明しても理解を得られるはずがないでしょう？　そもそも「何を言っているのかわからない」、そんな状態です。では、どうすればよいのでしょうか？

　状態としては心不全終末期に差し掛かっており、これ以上の治療は難しい。医学的には病院にいてもご自宅に戻られても治療内容は変わりません。加えてご本人も退院を希望されているため退院に向けた調整を進めたいです。生活上の懸念点を教えていただけますか？

　前掲の会話の一言目に、下線部を追加してみました。どうでしょう？　相手の言語を理解しよう、という気持ちは伝わりやすくなっていませんか？

> 医学的な判断根拠は伝えつつ、相手の懸念している生活上の判断軸についても尊重して理解しよう

という姿勢が伝わりやすくなったのではないでしょうか？

　このような対話の姿勢を丁寧に伝えることが、とても大切です。これは医師とケアマネジャーの間だけでなく、他の医療者同士でも、医師と患者の間でも必要な姿勢です。でも、これが意外と難しい。親子でも苦労します。いや、親子「だから」苦労するのかもしれませんね。「同じ血を分けた親子なら、お互いに気持ちがわかるはずだ」と思いがちですからね。これがみんな上手になれば、国家間の争いも激減するでしょう……。

　本題に戻ります。このように投げかけられたケアマネジャーの戦闘態勢は、弱まることでしょう。

家に帰って本当に大丈夫なんですか？　これまで何度も食事のことも伝えてきましたけど、まったく守ってくれないですし。帰ってから同じことの繰り返しになることも目に見えています。限界なんじゃないでしょうか？

確かに、自宅では好き勝手に生きてきた人ですから、帰ってからも間違いなく元の生活に戻っちゃいますよね。

確かに、食べかけの弁当が転がるなかで床にうずくまっていたりしていましたもんね。でも、とにかくあの人は家で競馬を見ながら死ねたら本望だ、とかよく言っていたんですよね。何とか叶えてあげたいです。

入院するほど体調が悪くなる前に気づくことは難しいんですか？　それができれば、本人が一人で苦しんでいる時間を減らせると思うんです。

退院してしばらくは、訪問診療の頻度を増やしてみましょうか？　その時に診療所でも、体重を毎回確認するようにしますね。

私たちは、訪問診療が入る日と別の日に訪問してみます。夜はヘルパーさんが入れない時間が長くなるので、できるだけ夕方にうかがえるように調整してみます。

それができれば、悪くなった時も気づきやすくなりますね。

心配は尽きないと思いますが、体制を変えてみて一度、ご自宅での様子を見てみるのはいかがですか？

確かに不安ですが、一度ご自宅に戻ってもらいましょう。困った時には相談させてください。

　どうでしょう？　「大丈夫だよ！」「無理です！」と言い合っていただけの状況から、「本人をどうやって支えるか」という会話に変換されたことがわかると思います。医療者がケアマネジャーを説得した、という形とも違うでしょう？

> 医療者として望んでいることを伝えながら、ケアマネジャーの懸念している点を共有してもらい、一緒に解決策を考える

という形になっており、当初の「丸投げされた」という印象は受けなくなりました。

本事例の失敗ポイント

- 持論を主張し合うだけになってしまった。
- 医療者と介護事業者の対立構造をつくってしまった。

解決への糸口

- 「相手の考えていることはわからない」ということを前提に、お互いに、自分には見えていないが相手には見えている世界を知ろうとする。

8 何を望んでいるかを話してくれない がん末期のケース

> 50歳代、男性。漫画家として生計を立てながら独居で生活していた。両親は逝去され、兄弟もいない。2年前に膀胱がんステージ4と診断された直後に、洗剤を飲んで自殺企図したが、未遂に終わった。その後は何度もレジメン変更を行いながら、化学療法が継続された。3カ月前に治療選択肢がなくなり、Best Supportive Care（BSC）の方針となった。
>
> 訪問診療を導入されて緩和ケアを継続していたが、痛みが増強し、独居の生活を継続することが困難になったため、今後の療養方針を検討する目的で入院した。入院中の本人と医療者の会話は以下のとおりである。

医師　今は何が一番つらいですか？

本人　とにかく痛みが治まってほしい。ただそれだけ。

　　　入院中にこんなふうに過ごしたい、というお気持ちはありますか？

　　　わからない。少しでも楽になれば、それでいいです。

今回は、これからどこでどんなふうに過ごそうか、ということを相談させていただくための入院です。今の時点でご希望はありますか？

わからないです。考えられないです。すみません。

わかりました。また相談させてくださいね。

ありがとうございます。

◆入院10日後

入院生活はどうですか？

看護師

慣れたというか、もう長いですからね。治療も長かったですけど。副作用とかはあんまり出なかったんですよ。隣の人は痰が絡んでいるみたいですけど、よく詰まらせないですね。長く入院してますからね。前の病院ではよく痰を詰まらせている人がいました。

お体でつらいところはありますか？

痛みはだいぶよくなりました。寝たり起きたり、でリズムがつかめないですけどね。

今はどんなことをやりたい、と思っていますか？

う〜ん、お世話になっている人に手紙書くくらいですかねえ。それも難しくなったら仕方ないですね。あとは、身辺整理し

たいですね。

どんな漫画を描いて来られたんですか？

少年向けの漫画雑誌に連載していました。病気してからは書けなくなったけど、大きい賞ももらったし、結構頑張ったと思う。

この後は、どこでどのように過ごしたい、と思っていますか？

わからないですね。前の病院は「治療が難しい」と言われたから入院できないでしょうし、特にどこで、とか、こうしたい、とかはわからないですね。

　後見人も交えた話し合いの結果、ホスピスもしくは施設入所の方向で調整を進めることになった。

◆入院30日後

少しは夜も眠れますか？

う〜ん……まあ……集団生活だから、いろいろありますよねえ。

お隣りの音が気になってしまいますよね。

それは否定できないですね。でも、大丈夫ですよ。昼間に少し寝られるので。

後見人の方とホスピスと施設を探し始めていますが、ご自宅に戻りたい、というお気持ちはありませんか。

 いえ、後見人に任せていますので。大丈夫です。

 ご自宅に帰るだけでなく、何かやりたいことがあるようでしたら、今のうちにやることが最善だと思うので、私たちもお手伝いさせていただきたいです。

 いや、大丈夫です。特にないです。すみません。

◆入院45日後

 もうすぐ施設に移ることになりますが、その前にこんなことをやっておきたいな、とお考えのことはありますか？

 手紙も時々書いていますし、他には特にないです。

 痛みはいかがですか？

 大丈夫です。ありがとうございます。隣の方の音で眠れないのは続いていますけど、仕方ないですしね。

 施設に移った後の過ごし方は、何かご希望ありますか？

 特にないです。すみません。

　2週間後に施設に入所され、移動して1週間後に施設で亡くなった。

主治医のもやもやポイント

- 本人の希望を聞こうとしても、常にはぐらかされているような感覚を受けた。
- 最期まで本心を明かさずに逝去されたように感じたため、施設入所という選択が本人の意に沿っていたのかどうか、わからない。

すれ違いポイント

- 医療者は、「本心を隠した本人」の「本心を掘り出す」ためのアプローチを続けた。

解説

　本事例は、今後の療養先について「AかBかCのいずれの選択肢を本人が希望しているのか？」と医療者が悩み、本人に答えを聞きに行ったけれども、毎回「わからない」で逃げられてしまった、という構図になっています。この場合、以下の可能性が考えられます。

> ①提示されている選択肢が不適切で、本人の気持ちに当てはまるものがない
> ②医療者とのコミュニケーションが嫌いで、避けている
> ③医療者の質問の仕方が悪く、本人には何を聞かれているかがわからない
> ④本人にとって本心を口にしたくない理由がある

　それぞれの選択肢の可能性を検討してみましょう。

　①については、話し合いを通じて自宅、施設、ホスピスの選択肢のなかから施設入所が決定していますが、現実的に選択可能な選択肢をすべて提示して、検討しています。もちろん、「友人宅」のようなイレギュラーも想定しうるのですが、やや考え過ぎでしょう。そのため「不適切」とは言えないでしょう。

　②については、医者とのコミュニケーションはやや薄い印象をもちますが、看護師とは会話のキャッチボールができているように感じます。こちらも当てはまらないでしょう。

　③は、個人的にはそれほど悪い聞き方をしているようには思えません。さまざまな表現を使いながら、本人が退院した後のことをどのように考えているか、ということについて問いかけを行っています。

　以上の検討から、医療者としては④ではないか、と考えているわけです。しかし、その理由がわからず、もやもやしている、という状態になります。

　この状況は、本人の中にあるはずの「本心」の周りにある厚い殻を、医療者が破ろうと努力している構図ですが、それ以外の状況も考えられないでしょうか？　①〜④のいずれでもないとすると、そもそも「本心」がない、という可能性に気づきませんか？

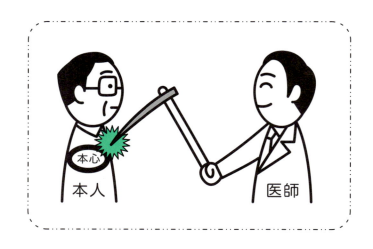

本人に本心がない

なんてことがあるのだろうか、と疑問をもたれると思いますが、「わからない」という本人の言葉をそのまま素直に受け取ると、「今後のことを聞かれても、自分に希望はないのでわからない」と理解することもできます。井戸を掘りあてようと頑張って掘っていたが、結局空振りに終わった、という状況です。その場合に残るのは、地面にぽっかり空いた穴だけになってしまいます。つまり、患者のなかにある「本心」を掘り当てようとしてクワをふるったけれども、患者にぽっかり穴を開けただけで終わった、という可能性も考えられます。

　「本人に本心がない」と仮定すると、どのような状況が考えられるでしょうか？　これまでの本人の流れを振り返ってみましょう。

> ①漫画家として生きてきた
> ②突然、「膀胱がん末期である」と診断された
> ③自殺未遂をした
> ④化学療法が開始された
> ⑤何度もレジメンを変更して治療が継続された
> ⑥治療選択肢がなくなってBSCと判断された
> ⑦外来通院が困難になって訪問診療が導入された
> ⑧疼痛が悪化して入院となった

　①〜⑧のなかで、本人の「本心」が反映されている項目はどれでしょうか？　語尾に着目してみましょう。②、④〜⑧はいずれも「された」か「なった」という受け身であることがわかります。主体的な表現は①、③のみです。つまり、本人の本心が反映された主体的な行動は、③の「自殺未遂」以降は出てこない、ということがわかるでしょうか？

　次の図のように、ずっと受け身でいることを強いられてきた人が、突然「あなたの希望は？」と問われたこと、「主体的に生きていいよ」と言われたことを想像してみると、「わからない」という返事も理解できるのではないでしょうか？

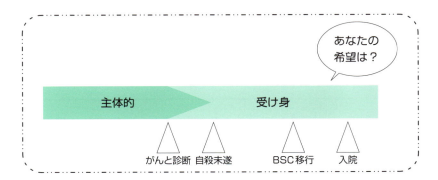

例えるならば、厳しい親に箸の上げ下ろしまで指示されて生きてきた人が、突然「明日からは自分の好きなように生きなさい」と言われたようなものです。どうすればいいか、戸惑いますよね？　こんな状況が本人に起きていた、と考えてもよいのではないかということが、「本人に本心がない」という仮説です。もちろん、本人の奥底には「本心」があるかもしれないのですが、本人ももはや気づかないくらい深いところに埋もれている、と考えられます。

　では、どうすればよかったのか。残念ながら「入院した時点では手遅れ」です。これまでの治療の経過において、本人が受け身であり続ける状況が生み出されてしまった後から、主体的な立ち位置に戻るように導くことは大変な困難であり、時に本人を必要以上に苦しめる可能性があります。もっと前からそのかかわりができていること、それが唯一の改善策だと考えます。

本事例の失敗ポイント

- 治療の経過において、本人の主体性をいつの間にか、失わせてしまった。
- 本人が意図的に「本心」を隠している、という前提のもとで、掘り出そうとした。

解決への糸口

- 本人が受け身に慣れてしまう前に、「本心」を共有するかかわりをもつ。

何度も説明と同意を行ったにもかかわらず、死後に病状説明を求められたケース

　80歳代、女性。認知症で自宅療養していたが、急性胃腸炎を契機に入院した。胃腸炎は禁食と補液で改善したが、廃用症候群が進み、経口摂取量が低下した。補液を継続していたが、低アルブミン血症と貧血の進行に伴い、慢性心不全の急性増悪を来たし、循環器内科と相談して利尿剤の調整を行って、加療を継続した。経口摂取困難も継続していたため、中心静脈カテーテルを留置して、輸血や薬剤調整を行ったが奏効せず、全身浮腫が進行し続けた。

　末期心不全の状態であり、キーパーソンの長女と相談のうえで、これ以上の侵襲的な処置は行わない方針とした。浮腫も増悪したため、長女と相談して、点滴を減量することとした。全身状態は徐々に悪化し、入院から1カ月で逝去された。

　経過中、毎日のように長女は面会していたため、週2回以上は治療方針と病状説明を行い、さまざまな質問を受け、丁寧にすべて返答をしていた。穏やかにメモをとりながら聞いていて、「わかりました。よろしくお願いします」という返事をされており、主治医としては、家族の理解は良好と判断していた。

　侵襲的な処置を行わない方針についても、それぞれの処置のメリットとデメリットを説明したうえで、年齢も考慮して、「本人にとって苦しいことは行わない」という方針で家族と一致してい

た。逝去時も悲しんでいたが、「お世話になりました。ありがとうございました」とお話しされて、退院された。

　逝去後、1カ月経過した時点で知人とともに、「母の経過が納得できない。説明を聞きたい」と面談を希望されたため、上司とともに面談を行った。長女からは、

「なぜ母は亡くなったんですか？」
「すぐに帰れると思っていたのに、どんどん具合が悪くなったのはなぜですか？」
「なぜ、中心静脈の点滴をしたんですか？」
「点滴を減らさなければ、もっと母は生きられたと思います」

などの質問や意見を、1時間以上に渡ってぶつけられ、入院中に行っていた説明と同じ説明をひたすら繰り返し、家族の気持ちに応えられなかったことを詫び続けた。

　話は堂々巡りになり、長女の納得は得られないまま、面談は終了した。

主治医のもやもやポイント

- 丁寧に説明と同意を行って、治療を進めていた。
- 同意と理解を得ていた治療方針について、死後に説明を求められた。
- 死後の面談において、何を求められているのかがわからなかった。

すれ違いポイント

- 病状説明時には医学的な観点を話して、同意を得ていると判断していた。
- 長女の気がかりは、医学的な観点とは違うところだった。

解説

　本事例では、形式上の説明と同意は完璧に成立しているものの（つまり法的には何も齟齬がない）、患者と家族の価値観がまったく入らない意思決定がなされています。つまり、医学的な正解を説明されているため、医療の素人である長女は「わかりました」と返事をするしかない状況になっています。この場合の「わかりました」は、「医療的な説明を聞きました」という意味の「わかりました」であって、「理解して納得しました」という意味ではありません。医療者から家族に情報伝達しただけで、双方向性のコミュニケーションは成立していないのです。

　それでは、医療者は家族から何を受け取ることができたのでしょうか？

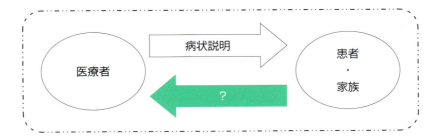

医療者が患者について把握していたことは、身体的状況を中心とした情報に加えて、本人と長女の二人で同居しているが本人は日中独居である、という情報に限られていました。本人と家族が培ってきた価値観については何も把握していませんでした。
　つまり、病状説明は行っていたものの、

> 相手の価値観を理解したうえで一緒に考える

というShared Decision Making（SDM）にはほど遠いコミュニケーションだった、ということです。
　病状説明の機会に一度でも以下のような会話をしていたら、結果は変わっていたでしょう。

お母様はどんな方ですか？

母は穏やかでいつも優しい人でした。

今のお母様の状態はどのように感じますか？

<u>唯一の肉親</u>ですから、少しでも長く生きていてほしいです。でも、どんどんむくんできて、点滴しているのも母を苦しめていないか……。どうしてあげたらよいのかわからないんです。とにかく母には元気になってほしいと思っているんですけど……。

以前のように戻ることは難しいと思います。生きていくためには点滴は必要ですが、ごらんのように、むくみはひどくなってしまいます。

私が決めるしかないんですけど、これまでは母が自分で決めてきてくれたので、私が決めることが怖くて。

　こんな会話ができていれば、長女が抱えている不安の本質が垣間見えるでしょう。意思疎通が難しい患者に対しては、家族に判断主体をゆだねざるをえませんが、自分の家族の生命にかかわる判断をゆだねられた方の重荷にも、配慮が必要です。ここを意識できていれば、下記のような声掛けにつながるのではないでしょうか。

「お母様の考えを完全に代弁することは難しいと思います。お母様であればどのように決められるか、一緒に考えてみませんか」

　この問いかけは、「医療者は（人としての）患者のことは何も知らない」ということが前提になっています。本人の意思に沿った判断をするためには、患者もしくは家族から教えてもらわなければ、医療者といえども適切な判断ができないということです。

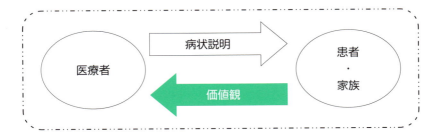

　このように双方向性のコミュニケーションが成立することで、よい意思決定が進んでいきます。

本事例の失敗ポイント

- 長女の質問に対して、医学的な正当性に関する回答だけを返していた。
- 意思決定に必要な要素が欠けた状態で判断していた。

解決への糸口

- 治療方針の説明の際に、長女にとって母親の現状がどう見えているのかを聞く。
- 長女にとって母親がどのような存在であるかを聞く。

10 家族の希望が高過ぎて、医療者の説明を受け入れられないケース

> 90歳代、女性。関節リウマチ・認知症で大学病院に通院中。もともとはトイレまで一人で歩行可能だった。デイサービスでCOVID-19に感染したため、A病院に入院した。入院によって食欲・ADLがともに低下し、寝たきりで中心静脈栄養による管理となった。
>
> その後、言語聴覚士によるリハビリを希望して、当院に転院となった。経口摂取が少量ずつ可能になったが、必要量を摂取することは困難と考えられ、中心静脈栄養と経口摂取を並行していた。自宅退院を見据えて、長女と次女がほぼ毎日面会に来る際、介護手技の指導を行っていた。リハビリによるADL改善はこれ以上期待できないと考えられるため、家族に病状を説明した。

医師 老衰の影響が大きく、これ以上の状態の改善は期待できません。自宅に帰るのであれば、現状で在宅支援体制を整えて退院することになります。

長女 もう少しリハビリを頑張れば、以前のように歩いてご飯が食べられるようになるのではないか。ここで無理なら、かかり

つけの大学病院に戻してほしいです。

　大学病院は治療のための医療機関で、老衰の経過でご飯が食べられない状況で転院加療することは難しいです。

　リウマチの薬の量が合っていないから、リハビリが進まないのではないですか？

次女

　それは関係ありません。

　本人が「今日は水を飲ませてほしい」と言っていたので、意欲が上がってきているのではないでしょうか？

　1カ月リハビリを続けてきましたが、状態としては右肩下がりになっています。これ以上リハビリのために入院を続けると、体力が尽きて自宅に帰るチャンスもなくなってしまいます。

　大学病院に戻ればよくなると思います。

　人は必ず亡くなる時が来ます。お母様はその段階に入っていることに、目を向けてほしいのですが。

　私には、よくなることがわかります。治る可能性があるなら治療したいんです。

　以上のように、会話はかみ合わなかった。その3日後に誤嚥性肺炎を発症し、他の急性期病院に転送されることになった。

主治医のもやもやポイント

- 「大学病院に行けば治る」と大学病院に固執され、話をまったく聞いてもらえなかった。
- ほぼ毎日の面会で状態を見ていたにもかかわらず、現状を理解していない。
- 最終的には、かかりつけでもない他の医療機関に搬送されることになった。

すれ違いポイント

- ほぼ毎日の面会によって、本人の現状は理解していると思っていた。
- なぜ家族が「高い希望」を抱いているか、知ろうとしなかった

解説

　本事例も、医療者と家族の間で価値観の共有が行われていません。家族が理解してくれていない、と医療者が感じているのと同じくらい、医療者が話を聞こうとしてくれない、と家族も感じている事例です。家族独自の解釈モデルによって、医療者が何を言っても聞く耳をもたない状況です。このような場合に、双方の解釈をぶつけ合っても改善は見込めません。どちらかが、相手の考えていることを理解しようと努めなければ、進展はありません。

　残念ながら、家族側から歩み寄りを期待することは難しいでしょ

う。家族は「母親がよくなって家に帰る」という選択肢以外は想像すらできない（もしくは、想像したくない）状況であることはわかっています。

現状を理解することを拒んでいる理由は何か

と想像することから、家族の見ている景色を知ることに近づけるかもしれません。そこを知ろうとすると、下記のような会話が展開されるでしょう。

 何としてもお母様によくなってほしいと思っていらっしゃるんですね？

 親がよくなることを願うのは当たり前です。苦しい思いはさせたくないですけど。

 ご家族からごらんになって、お母様が今苦しんでいらっしゃるように感じますか？

 時々嫌そうな顔をしますよね。

 それはどんな時に感じられますか？

 吸引される時はすごく嫌そうですよね。

 でも、ご家族がいらしている時はすごく穏やかな顔をされていますよ。

そうですよね！　やっぱり私たちが来るとわかるんだと思います。

私たちもそう思います。お母様と接される時はどんなことを意識されているんですか？

気分がよくない時は目を合わせないので、そういう時は無理しないようにするんです。

それは私たちも意識してみますね。

でもね……、入院する前にコロナのワクチンを打つか聞いた時、目をそらしたから「ああ、打ちたくないんだな」と思って打たなかったんです。そしたらコロナにかかっちゃって……、あの時は嫌がっていても打たせておけば、こんなことにはならなかったのかな、って今でも時々、考えるんです。

　このような話の展開になると、家族がワクチン接種をさせなかった自分の判断を後悔しており、「何としてでもよくしてあげるんだ」と考えているのだろう、ということが想像されます。

本事例の失敗ポイント

- 話を聞いてもらえていない、と感じて、医療者がコミュニケーションを諦めてしまった。
- 家族の後悔に気づけなかった。

解決への糸口

- 医療者側の主張をいったん脇に置いて、家族のこだわりとその理由を知ろうと努めてみる。

11 家族が自分らの望む治療以外を受け入れないケース

80歳代、女性。脳腫瘍術後で寝たきりとなり、経鼻栄養で全介助の状態で過ごしていた。症候性てんかんの予防のために、抗てんかん薬を投与されていた。有料老人ホームで3年間生活していたが、誤嚥性肺炎で入院したことを契機として、長女と次女が在宅療養に移行することを決めた。

娘二人は民間療法に対する信奉が篤く、薬に対するこだわりも強い。義歯の使い方、足の位置、体位交換時の角度など、介護方法に対する介護者への注文も多い。在宅療養開始に伴って訪問診療が開始された。

診療開始後も、浣腸の頻度を自分たちの希望するとおりに行うよう、毎回訪問看護師に要望し、栄養剤のコーヒー味は興奮作用があるために処方しないでほしい、などの要望を診療のたびに出してきた。そのつど、「浣腸は便通をみながら調整するものである」とか「コーヒー味に含まれるカフェインはごく微量であるためほとんど影響がない」などと説明しているが、娘たちは自分たちの信じていることや主張は決して曲げようとしないため、主治医チームは難渋していた。

経過中にてんかん発作を起こして、もともとのかかりつけであった急性期病院に1週間の入院を行い、薬剤調整をして退院してきた後に、娘（長女）から電話があった。

長女　退院してから呼吸の仕方が変わっています。てんかんの薬の副作用だから中止したいです。

医師　今回はてんかん発作を起こして薬の調整をしたので、安易に中止すると、再発して命にかかわることが心配されます。

あくまで入院中に必要だった量で、家に帰ってから必要な量は違うと思います。

てんかんの薬は、過ごしている環境よりも、体の大きさや薬の処理能力に応じて調整することが基本です。血圧の薬などとは違い、病院と家で大きく量が異なることは考えにくいのですが。

母の体は特別に繊細なんです。他の人では変わらないような違いも、母にとっては大きな違いになるんです。病院の主治医の先生と相談して調整してほしいです。

　このような話が続き、堂々巡りになったため、病院主治医と相談したうえで、方針を検討することとした。病院主治医に確認したところ、入院中から現状と同様の呼吸パターンを持続していたこと、さらに入院中もてんかん発作を頻繁に繰り返していたことから、現在の治療を継続することが必須である、とコメントをもらった。その後の会話である。

主治医にも確認しましたが、現在の量を続けることが必須である、と言われました。

そもそも、調べてみたら今使っている薬は、心不全には禁忌

です。それに、今の呼吸を見ていながら放っておいたなんて、信じられません。

その薬は、心不全の方には絶対に使ってはいけない「禁忌」ではなく、慎重に使いましょう、という区分に入る薬です。そのことも踏まえて、必要なことを検討したうえで、病院の先生も使用されています。

入院中と違って、毎日看護師さんがみているわけでもないのに、どうやって薬の調整をするんですか。訪問看護師も毎日来るべきなんです。

途中で何度も語気を荒くしながら、上記のような話を30分以上に渡って話し続けられた。最終的には、娘の希望に沿って、抗てんかん薬を中止することにした。

主治医のもやもやポイント

- 医学的に正しいことを伝えても、娘は自分の解釈を変えようとせず、結果として娘の意に沿うような治療方針をとってしまう。
- こちらから見れば、ほとんど影響のないような些細なこだわりを介入者に強いてくるため、介入者に過剰な負担が生じている。

すれ違いポイント
- 本人にとって最適な方針をとりたい、という思いは一緒だが、まったくかみ合わない。

解説

　医療者にとって娘は、「あら探しをしてくるうえに、間違った解釈を押しつけてくる人」であり、いわゆるクレーマーとして捉えられています。

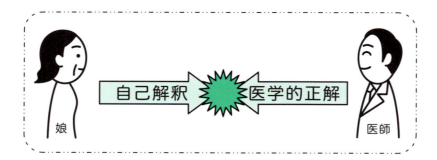

　この時の状態は、上図のように双方の正義をぶつけ合う構図であり、原理主義の対決のような状態になっています。この構図のなかで主治医側は、「娘の意に沿う方針を選んだ」ことにより「勝負に負けた」という気持ちが生まれ、「もやもや」につながっていると思われます。
　では、ここまでの会話を

娘が価値観を伝えようとしている

と考え直したとしたら、どのような着目点が生まれてくるでしょうか？

「母の体は特別に繊細なんです」という発言は、まさに娘の価値観を表現している言葉と理解できるでしょう。また、「長女と次女が在宅療養に移行することを決めた」という行動も、娘の価値観を知るヒントになるでしょう。

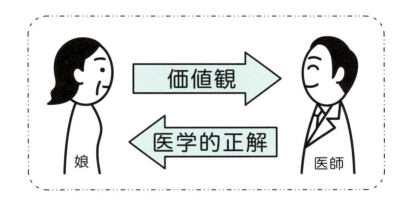

したがって、上図のような関係性に移行することを意識すると、下記のような会話から、娘の「価値観」を共有できるかもしれません。

 ご家族はどんな気持ちで、今回は施設に戻るのではなく、ご自宅でみていこう、と決められたんですか？

 父を亡くした時に一人で逝かせてしまって、後悔したんです。母の状態がよくない、って聞いて、年齢も年齢だし、また同じことは繰り返したくないな、と思ったんです。

お二人で交代ではありますけど、すごく丁寧にみていらっしゃるし、大変だろうなと、はたから見ると思うんですけど、いかがですか？

次女　さすがに私たちも若くないので、体にこたえないと言ったら嘘になります。でもね、母は私たちにとって特別なんです。いつも落ち着いていて、私たちも怒られたことがなくて、家族のなかの大きな柱みたいな人だったんです。

怒られたことがない、ってすごいですね。私は子どもをすぐに叱ってしまいます。

そうなんです、私もとても真似できなくて(笑)。

今のお母様からは、お嬢様はどう見えているんでしょうね？よく頑張っている、って言ってもらえそうですか？

どうかなあ……自信ないなあ……まだまだ、って言われちゃうかもしれないです。

　こんな会話のなかから、「なぜ娘たちにとって母親が特別な存在なのか」「娘たちは母親にどう思ってもらいたいのか」など、娘たちの行動を決める判断軸が浮かび上がってくるでしょう。

本事例の失敗ポイント

- 「クレーム気質」の家族として、向き合ってしまった。
- 価値観を見出すチャンスを逃してしまった。

解決への糸口

- 娘の希望について、「本人を特別扱いしてほしい」という要望ではなく、「なぜ娘は本人を特別視しているか」という、娘自身も言葉にできていない希望を探すよう努める。

12 前主治医の治療方針に固執し、主治医の説明を聞き入れないケース

> 30歳代、女性。5年前に診断された潰瘍性大腸炎に対して、5アミノサリチル酸製剤を投与されていた。増悪時にステロイド薬投与による寛解導入療法を5回受けたことがあった。
>
> 今回、転職をきっかけに血便が再発し、ステロイド薬投与による寛解導入療法を受けた。ステロイド薬の漸減中に、前主治医（A医師、卒後25年目）からB医師（卒後10年目）が、外来を引き継いだ。ステロイド薬の投与を開始した当初、症状は消失したものの、ステロイド薬の減量中に血便が再発してきた。

医師　血便がぶり返していますね。病気がぶり返してきた、ということだと判断されるので、生物学的製剤を開始したほうがよいと思います。

本人　前も同じことがあった時には、A先生とステロイドを減らさずにしばらくみてみよう、と決めたんです。それで毎回よくなっているので、今回もそれでよいと思います。

ステロイドは段々効きにくくなっていきます。これまで5回使っているので、ステロイド依存という状況になっています。

だらだらステロイドを使い続けるのはよくないので、薬を変えたほうがよいと思います。

でもA先生はいつも、それでよい、と言ってくれたんですよ。

ステロイドを使う頻度が多くなかったときの方針と、何度も使った後の今の治療方針を、同じように考えるわけにはいきません。潰瘍性大腸炎の治療ガイドラインでも、薬の切り替えが勧められています。ステロイドを何度も長期間使うと、感染症や骨粗鬆症などの副作用が増えていきます。

薬を替えるのは怖いです。それに替えたからといって、必ず効くわけではないですよね？

もちろん、患者さんのうち何割かは、効果が出ない人もいます。ただ、長期的にはステロイドから切り替えたほうが結果がよい、ということはわかっています。

毎回効いていたステロイドをやめて、効くかどうかわからない薬にしなきゃいけないなんて、変じゃないですか？　だからA先生も、ステロイドを続けてくれたんだと思います。

　上記のような会話が続き、堂々巡りになって本人の同意が得られなかったため、ステロイド薬を同量で継続することとなった。本人の希望どおり1カ月同じ量で継続したが、症状は改善しなかったため、入院加療することとなった。

主治医のもやもやポイント

- ガイドラインに沿った治療方針を伝えても患者に理解してもらえず、前主治医の治療方針に固執された。
- 患者に論破されて治療方針を妥協したが、結果としてよい結果をもたらさなかった。

すれ違いポイント

- 医学的に正しい治療方針を主張する主治医と、経験に基づいた治療方針を主張する患者が、双方の主張を譲らなかった。

解説

外来診療を始めたばかりの医師であれば、一度は出くわしたことのある状況でしょう。「○○先生はこう言っていた」「○○先生はこうしてくれたのに」などと言われ、比較対象がベテラン医師であればあるほど、若い医師はガイドラインや論文報告などで武装して、戦いたくなるものです。

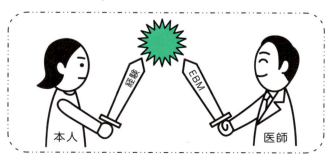

経験則とEvidence-Based Medicine（EBM）の戦い、といえますが、この争いのどちらが正しいかと考えても、恐らく答えは出ません。読者の皆さんが下す臨床的な判断でも、経験に基づく治療判断とEBMに基づく治療判断は、症例ごとに使い分けているのではないか、と思います。つまり、どちらが勝つかを争っても、何も生まれない不毛な争いです。では、突破口をどこに見出すか。それは、この戦いが生まれる理由を探ってみることで解決策が見えてくるかもしれません。

　なぜ患者は経験で戦おうとするのか？
　なぜ医師はEBMで武装しようとするのか？

> それは不安だから、です。

　患者が不安だから？　医師が不安だから？
　答えは「どっちも」です。患者と医師の心のなかに去来している思いを想像してみましょう。

> 医師：なんで正しい治療法を受け入れてくれないんだ？
> 　　　自分が若い医者だからなめられているのか？
> 　　　この患者が考えていることがわからない。
>
> 患者：若そうだけど、この医者の言うことを聞いて大丈夫なのか？
> 　　　私のことをわかって提案しているのか？
> 　　　この医者が何を判断基準にしているのかがわからない。

　つまり、どちらも「相手の考えていることがわからない」という

不安がベースにあります。では、どうすればよいのか？　不安だから戦っているので、不安を減らそうと試みればよい、ということになります。

　「若そうだけど……」の不安を減らそうとして、自分をベテランに見せようとする必要はありません。「私のことをわかろうとしてくれている」と患者に思ってもらえれば、一歩前進します。

 薬が効いているかどうか、今まではどんなことを基準に判断してきましたか？

 症状が悪くなる時は、いつもお腹がシクシクするところから始まるんです。よくなる時も、お腹の嫌な感じが減るところからよくなるんです。A先生からは「多少の血便はあっても気にしないでいいよ」と言われていました。

 そうなんですね。今回、ステロイドを始めた後のお腹の違和感はよくなりましたか？

 今回もやっぱり、ステロイド始めたらスッとよくなったんです。だからやっぱり私にはステロイドが効くんだな、と思いました。

 今のお腹の違和感はいかがですか？

 完全にすっきり、とはいかないですけど、だいぶいいですよ。悪くなってはいないです。

 それはよかったです。ただ、私としては血便が出ていることが少し心配で、以前と同じように、ステロイドが効き続けて

くれるか、気になります。来週もう一度来ていただいて、お腹の違和感と血便の具合がどうなっているか、教えていただけないですか？

 わかりました。仕事を調整して来週も受診します。

　この会話を通じて、お互いの判断基準（ある種の価値観）の交換を行うことができました。そのうえで、お互いの気がかりに対応できる解決策（来週もう一度受診する）を導くことができています。

本事例の失敗ポイント

- 患者の不安の表出を、医学的正解で論破しようとしてしまった。

解決への糸口

- 新たに医師 − 患者関係を築くときには、「お互いに不安である」ということを思い出す。
- 相手のイメージしている流れを知るために、いったん歩み寄ってみる。

13 主治医と担当看護師で意見が分かれたケース

　80歳代、女性。認知症のある本人を、10年前から夫が介護しながら、二人で生活していた。尿路感染症を発症し、訪問診療で加療されていたが、本人の介護中に夫が転倒して、圧迫骨折を発症して入院した。本人も同じ病棟で入院加療する方針となった。
　尿路感染症が治癒して本人のADLは改善したが、入院中に病棟内を一人歩きするようになった。夫の腰痛が改善した後には本人も自宅退院する方向であるが、病棟の担当者と夫の間で、今後の方向性について話し合った。

医師　今後、自宅に戻る方針で相談したいのですが、ご主人の心配事はどんなことですか？

夫　入院中の様子を見ていると、あちこち歩き回っちゃって、家に帰ると、どこに行っちゃうかわからないよね。入院する前から、いつどこに行っちゃうか心配で、玄関に鍵かけたりしていたんだよね。

看護師　確かに、他の人のお部屋に入っちゃいますし、他の人のものも取ってきちゃうことが多いので、心配ですよね。

認知機能としては、入院前と特に変わりません。今の状態で帰られれば、ご本人は入院前とほとんど同じ状態で過ごせると思います。懸念されている点については、認知症の性質上、大きく改善することはありません。入院期間が長くなるほど認知機能は落ちてしまうので、できるだけ早めに退院したほうがよいと思います。

ご主人の腰痛が残っていますし、今の様子では、これまでどおり家で面倒をみることは難しいですよね。薬でもう少し落ち着いてもらうことはできないですか？

そうだよね、家でも気が気じゃなかったし、もう少し歩き回るのが減れば安心するけれど、もう認知症もすごく進んじゃったからねえ。

歩き回ってしまうことは、認知症の周辺症状なので、薬で治せるものではありません。薬を使うと眠気やふらつきが出て、転びやすくなってしまいます。

夜はよく寝ていますし、洗濯物をたたんでくれている時には、とても穏やかな表情をされているんです。薬を使って落ち着いたら、もう少しそんな時間が増えるんじゃないかな、と思うんですけど。

基本的に認知症の周辺症状は、環境や周囲の人のかかわりの影響も大きいので、周囲のかかわり方を工夫するか、環境をもとの自宅に戻すか、しかないです。

看護師さんたちは丁寧にみてくれているし、それでもよくな

らない、ってことは、家に戻すしかないんですかねえ。

ご主人は腰痛もあるので、あまり動くことはできないと思いますけど、幸いご本人は、身の回りのことはご自身でできますし、夜はしっかり眠っていらっしゃいます。あとは、日中に外に出ていってしまう点だけが心配です。デイサービスを増やして、ご主人も休める時間を増やすようにしましょうか。

わかりました。よろしくお願いします。

主治医のもやもやポイント

- 薬の使用の是非について、スタッフ間でかみ合わなかった。

すれ違いポイント

- 参加メンバーそれぞれが懸念している点や目指している状態が、共有できていない。

全体をとおして、何となく会話がかみ合っていないな、という気はしませんか？　「同感」と思われた方は、この先は飛ばしてもかまいません。「問題ないんじゃない？」と思われた方は、夫の立場に立ってみて、全体の流れを読み返してみてください。医師と看護師は、何を議論しているように見えてきますか？

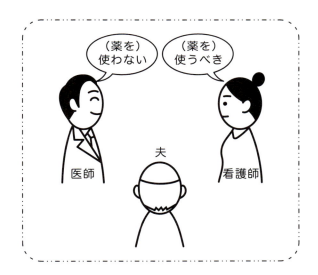

　上図のように見えませんか？　医療者は「薬を使うか、使わないか」で議論しており、夫としては「そこじゃないんだよなあ……」と思っているけど、言い出せない、そんな構図になっていませんか？それぞれの議論している内容を整理してみましょう。

医師：認知症に対する医学的な見解と、今の本人に対する対応
看護師：今の本人に対する対応と、退院後の生活の懸念点
夫：これまでの本人との生活の苦労と、退院後の生活の懸念点

　何となく３人がバラバラである理由が見えてくるでしょうか？時間軸で単純化すると、

医師：現在
看護師：現在と未来
夫：過去と未来

を議題にして話している、ということになります。

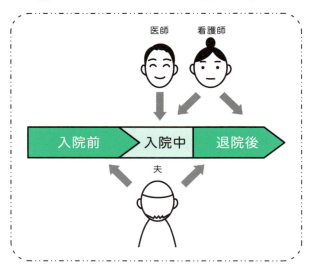

　それぞれが見ているところが、上図のようにバラバラでは、会話がかみ合うはずはないですよね。なぜ、こんなことが起きてしまう

のでしょう？　ポイントは、本人と共有してきた時間の長さであると考えられます。

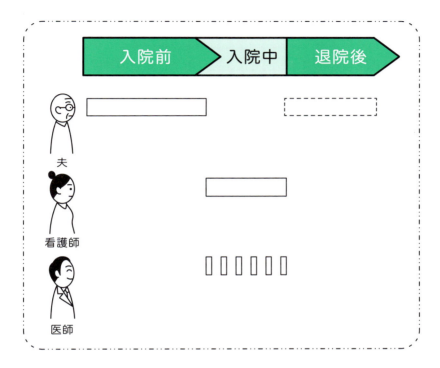

　上図のように、夫は入院前も退院後も長い時間を本人と共有し、看護師は入院中の長い時間を共有しますが、医師は日々の回診程度で、共有する時間が短いことがほとんどです。そうなると、医師はそのつどの判断を行い、看護師は現状から退院後を想像することが中心になり、夫にとっては入院前に体験した生活が退院後も続くのだろうか、という懸念が中心になる、という違いが生まれてしまいます。こんな違いから、医者と看護師は薬の使用の是非の議論を行い、夫は「そこじゃないんだよなあ」と思っている、という構図が生まれている、と考えられます。

①お互いに考えている時間軸を一致させる
②そのうえで論点を整理する

ということによって、議論がかみ合うようになることが期待されます。下線を付したコメントを加えることで、議論の雰囲気が変化していることに注目しながら、目を通してみてください。

 今後、自宅に戻る方針で相談したいのですが、ご主人の心配事はどんなことですか？

 入院中の様子を見ていると、あちこち歩き回っちゃって、家に帰ると、どこに行っちゃうかわからないよね。入院する前から、いつどこに行っちゃうかが心配で、玄関に鍵かけたりしていたんだよね。

 入院前に、ご自宅ではずっと心配されて過ごされてきましたよね。入院中のご様子を見ていると、確かに他の人のお部屋に入っちゃいますし、他の人のものも取ってきちゃうことが多いので、心配ですよね。入院前に、ご主人がご自宅でみていらっしゃる時は、気持ちの面でも大変だっただろうな、と思います。

 これまで10年見てきたけど、私も体力が落ちてきたし、そろそろ限界かな、と思っていたんですよね。そのなかで私が転んじゃったでしょ？ すっかり自信がなくなったね。

 今までのことを考えると、認知症の状態がよくならない限りは、今後も自宅で過ごすことはそろそろ難しいかな、とお考

えなんですね。

そうですね、家に帰ってから少しの間は何とかなるかもしれないけど、もう一度前みたいな生活が続く、と考えると自信ないね。そろそろ潮時だと思うよ。

夜はよく寝ていますし、洗濯物をたたんでくれている時には、とても穏やかな表情をされているんです。<u>これからもそんな時間を過ごせるようにするためには、どこでどんなふうに過ごせるとよいと思われますか？</u>

本当は、自宅が一番落ち着くんでしょうけどねえ。

基本的に認知症の周辺症状は、環境や周囲の人のかかわりの影響も大きいので、環境を元の自宅に戻すことは、ご本人にとってはよいことだと思います。

ご主人は腰痛もあるので、あまり動くことはできないと思いますけど、幸いご本人は身の回りのことはご自身でできますし、夜はしっかり眠っていらっしゃいます。あとは、日中に外に出ていってしまう点だけが心配ですから、デイサービスを増やして、ご主人も休める時間を増やすようにしましょうか。

それは本人にとってはよさそうですけど、私は自信がないです。

家に帰った後も、ご本人のご様子に合わせて介護サービスは調整できます。今教えていただいたご主人の不安は、ケアマ

ネジャーさんにもお伝えしておきます。帰ってからも相談に乗ってもらえるようにしましょうね。

 それは心強いです。よろしくお願いします。

　どうでしょう？　交わされている言葉や内容は大きく変わりませんが、会話がかみ合ってきている印象に変わっていませんか？　同じ自宅に戻る、という着地であっても、夫にとっては過去を踏まえて、一緒に将来のことを相談できた、という感覚をもってもらえるのではないでしょうか。

本事例の失敗ポイント

- 医療スタッフ間で、時間軸と論点がずれて議論をしてしまった。

解決への糸口

- お互いが本人の何を見て、どのような時間軸に基づいて、議論しているのか、について確認する。

Ⅱ

相手の考えを想像したコミュニケーション

Ⅱ-A

疾患別のアプローチ

この項では、臨床現場で遭遇するケースで直面しやすい、ちょっと困ったシチュエーションを中心に紹介します。

　疾患や病状経過によって、患者や家族が陥りがちな思考回路には一定の特徴があり、医療者も一定のパターンで袋小路にはまってしまうことを目にしてきました。患者や家族が見ている景色を知ることで、医療者と患者・家族コミュニケーションの最初の関門は突破しやすくなります。

　本項では、うまくいったケースも、よい形でかかわりきれなかったケースも、「あるある」のシチュエーションで紹介し、皆さんが同じようなパターンの失敗を回避することができることを目指しています。

　「あるよねえ、こういうケース」と思いながら読んでいただけるとうれしいです。

1 がん終末期のケース

> 70歳代、男性、5年前に前立腺がん多発転移と診断された。積極的治療が難しく、ADL低下と骨転移に伴う疼痛増悪によって、外来通院も困難となったため、訪問診療に移行した。
>
> 介入時は、意識は清明だが、寝たきりで生活していた。もともとは「一人親方」として生計を立てていたが、金銭トラブルを契機に廃業し、現在は生活保護を受給している。長男がいるが、20年以上音信不通で、独居。以下は、訪問診療介入当初の会話である。

医師　痛みの具合はいかがですか？

本人　何回も痛み止め使っちゃうなあ。そこに記録残したけど、結構多いでしょ？

かなり多いですね。特に夜になると増えるみたいですね。

昼は定期的に誰か来てくれるけど、夜は一人だからねえ。不安になっちゃうね。夜になるのは怖いよ。なんか味覚も変わっちゃったみたいでさ、レーズンパン好きだったんだけど、なんだかまずくて、残しちゃった。

一口しか口をつけていないですね。ずっと家にいると、気持ちも滅入っちゃいますよね。今はどこか行きたいところはありますか？

　いやあ、特にないな。たまに友達が来てくれるから、それでいいかな。あんまり外に出たい、という気持ちもないな。

　この時点で、担当医の頭のなかの本人のイメージは、

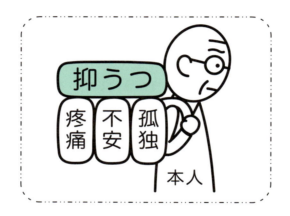

という状況でした。病気の影響で身体的苦痛と精神的苦痛を感じて、下向きになっている印象です。そのため、

> ①疼痛に対して：疼痛コントロールの強化
> ②不安に対して：抗不安薬の併用
> ③孤独に対して：友人と出かける時間をつくること

という対策を考え、本人に提案しました。

痛みが強いようなので、もう少しお薬を増やしてみませんか？

 うーん、でも痛み止め増やすと、昼間も眠くなっちゃうよね？

 痛みに合わせて調整するので、そこまで眠くならないですよ。

 そうかあ、ちょっと考えておくね。ありがとう。

 わかりました。痛み止めの調整はもう少し待ちますね。夜になったら不安になってしまうことに対して、お薬を使うこともできますし、そうすると、少し楽な気持ちで朝を待てるかもしれないですよ。

 そうだねえ、でも、考えごとをしていると、うつらうつら眠くなるし、困ったら友達とメールしたりするから大丈夫だよ。

 わかりました。そうしたら、薬は変更しないようにしますね。代わりといっては何ですが、どこかに出かけませんか？ずっと家の中にいるより、気持ちも変わると思いますし。

 こんな状態だから、どこにも行けないでしょ。

 大丈夫ですよ、手伝ってくれる人たちもいますし、往復の車の手配もできますよ。

 そうかあ、東京オリンピックに行きたいけど、無理だよね？
（注：当時2019年）

オリンピックはまだ少し先ですから、まずは今年中に行くところを考えてみませんか？ いつも連絡とっているお友達と、どこかに行ってみませんか？

 すぐには思いつかないけど、まあ考えておくよ。いろいろ考えてくれて、悪いねえ。

　結果として、提案は全敗でした。気を遣われながら、やんわりと、すべて断られてしまいました。なぜでしょうか？
　前提となる本人の状態把握が間違っていたのではないでしょうか？
　担当医が考えていたのは、本人が築いてきたものすべてが失われた状態であり、

当然、現状を悲観しているだろう

と考えていました。

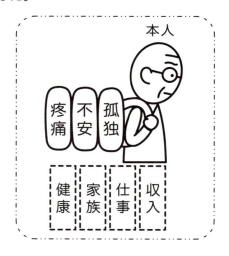

さらに、痛みがあるにもかかわらず、担当医の訪問時には、雑談にも気軽に応じてくれていました。本人が何を「よい」と考えているのかがわからなくなった担当医は、以下のような質問をしてみました。

 振り返ってみて、いつの時代が一番幸せでしたか？

　この質問によって、健康だったこと、疎遠になった家族のこと、仕事のこと、お金持ちだったこと、どの要素が一番大切かわかるのではないか、と考えていました。返事は……

 今だよ！

　笑顔で即答でした。担当医はますますわからなくなりました。「こんなにしんどいはずなのに、なんで……」と。

 昔はけっこう、やんちゃしていたんですよね？　羽振りもよかったと聞いています。

 そうだね、肩で風切って歌舞伎町を歩いていたからね。「俺を1日100万円以下で使おうだなんて、馬鹿にするなよ」って言っていたもんだよ。

 その時代が懐かしいな、とか、戻りたいな、とは思いませんか？

 ふふ、楽しかったねえ。いい時代だった。今じゃ体もいうことをきかないね。

だから、私はその頃が一番幸せだったのかな、と思っていました。

 体が動かないけど、だからこそ、こうしてみんながきてくれるじゃん。今が一番幸せだよ。

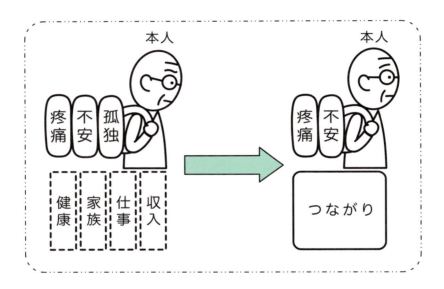

　この図のように、本人は、過去にとらわれる時期はとうに過ぎており、現在のつながりを支えとして

「しんどいけれども楽しく幸せに」生きている

と表現してくれたのだと考えられます。

この会話の3カ月後に、早朝に介入したヘルパーが、亡くなっている本人を発見しました。知らせを聞いた関係者が次々と集まり、死に装束を何にするか、ワイワイ話し合うにぎやかなお看取りの場になりました。

　第三者的な幸・不幸の物差しは通用しない、と感じられたケースでした。

2 誤嚥性肺炎を繰り返しているケース

> 70歳代、男性。会社員を定年まで続けており、妻と二人暮らし。子どもはいない。お酒好きで人と話をすることが好きだが、慣れてきた人には語調が強くなることがある。恋愛結婚で夫婦仲はよい。
>
> 3年前にパーキンソン病と診断され、内服で調整されてきたが、徐々に嚥下機能が低下してきた。1年間に3回の誤嚥性肺炎を繰り返しており、1カ月前にも誤嚥性肺炎を発症し、急性期病院に搬送されて中心静脈（CV）ポートが造設された。
>
> 自宅退院して、今後の療養方針を検討するために、妻、訪問診療の医師、訪問看護師、ケアマネジャーで話し合いを行った。

診療所医師：今回は肺炎を何とか乗り越えてくれましたね。今後は点滴を中心に、様子をみていくことになります。口から食べ物を摂ることは難しいと思ってください。

妻：もう食べることはできないですか？ 入院するまでは毎日晩酌していたんです。

今回は乗り越えられましたが、次に肺炎を起こすと命取りになる可能性があります。口からご飯を食べることは、やめたほうがよいと思います。

そうですか。でも、もう少しリハビリ頑張れば、少し食べられるようになりますよね？

だんだん飲み込む力が落ちてきているから、今度は詰まらせて死んじゃうかもしれないですよ。奥様もそれは望んでいないですよね？

そうですね、苦しいですもんね。この人が苦しい思いをすることだけは避けたいです。

それなら、自宅で飲み食いすることは避けましょうね。

わかりました。

　1カ月後、再び誤嚥性肺炎を起こして入院となったため、病院主治医が今後の方針について妻と相談しました。

今回は点滴を使って過ごされて、口から飲み食いはしない状況でも肺炎を起こしてしまったので、今後の方向性をしっかり相談しましょう。

入院前は、とろみをつけて晩酌は続けていたんですけど、それもやめたほうがよいでしょうか？

あれ？　ご自宅では口から物を摂るのはやめていた、とうかがっていましたが？

2～3週間は避けていたんですけど、だいぶ落ち着いてきたので、晩酌だけ再開していたんです。

口から摂るのは難しい、ということは聞いていらっしゃいますよね？

はい、それで、退院してしばらくは控えていました。それでもだいぶ調子がよさそうだったし、毎日の習慣だったので、晩酌から再開してみました。

「在宅で説明されていたはずではないか」と考えた病院担当医は、訪問診療所に問い合わせます。

奥様が自宅で晩酌をしていた、とおっしゃっています。訪問診療で経口摂取が難しいことは説明されている、とうかがっていましたが。

訪問看護師やケアマネジャーもいるところで、次に肺炎になったら死んじゃうかもしれないから経口摂取は諦めよう、とちゃんと説明しました。奥様も「わかりました」とおっしゃっていたんですけど……。

奥様が理解されていなかったんですかねえ……あんまり無茶なことをやる奥様にも見えないのですが。

ご自宅でも、すごくご主人を大切にされていることはよくわかりますし、本人が苦しいことはやりたくない、とおっしゃっていることも本音だと思います。

じゃあ、どうしてまた口から摂らせちゃったんでしょうかねえ……。

この状況で、二人の医師が頭を悩ませているのは、理解力が悪いわけでもなく、本人のことを大切に考えている妻が、なぜ本人にとって死のリスクが上がることを、あえて行っている（ように見える）のか、ということです。この時点で、医療者と妻が見ている景色を整理してみると、次の図のようになります。

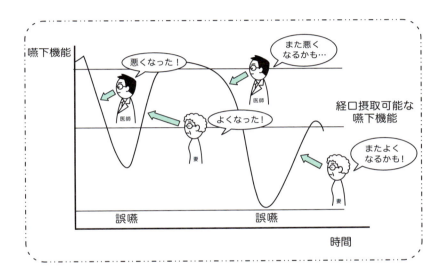

つまり、

> 医療者：「また悪くなる」かもしれないので「今後は飲食ダメ」と指示を出している
> 妻：「またよくなる」かもしれないので「今は飲食ダメ」と理解している

という状況であることが、おわかりになるでしょうか？　同じ状況を目にしていても、その人の考え方や注目点によって、そこから

導き出される結論は正反対になっています。このような場面は特別なことではなく、日常生活でもよくあることですよね？

　例えば、あなたがお世話になったことのある指導医を思い出してください。自分が「すごくいい先生だな」と思っていたのに、同期に聞いたら「あの人は苦手だ」と言われた経験はありませんか？えこひいきなどをする先生ではありません。なぜ評価が正反対になるのでしょうか？

- あなた：厳しいけれども、指導内容は理にかなっているから勉強になる
- 友人：指導のためとはいえ、あの厳しさは理不尽だ

と、こんなふうに「厳しさ」の捉え方が違っているのかもしれません。同じ環境で同じ人から同じ指導を受けていても、その受け止めが正反対になる。この違いこそ、当人たちの価値観の違いです。次のような図式で整理してみてください。

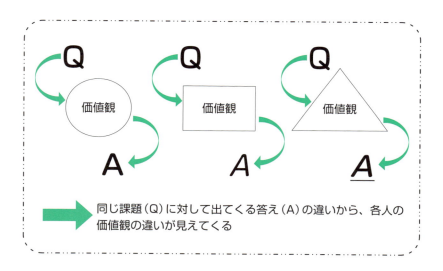

今回のケースでは、
Q：誤嚥性肺炎を繰り返している人にどのように対応するか？
という課題に対して、
• 医療者の答え（A）：今後は禁飲食とする
• 妻の答え（A）：少し経ったら晩酌を再開する
という答えを出しています。ここから見えてくるそれぞれの価値観は、

> 医療者：肺炎を繰り返さないことを優先する（安全優先）
> 妻：またよくなることを期待する（可能性を信じる）

という違いがあります。
　このようにしてみると、どちらが「正解」でどちらが「誤り」、と言い切れるでしょうか？　どちらも「あり」ですよね。
　そうすると、探るべき妥協点は

> 安全を保ちながら可能性を信じる

というところになります。これをもう少し具体的に表現すると「経口摂取のチャレンジを続けながら、肺炎を起こしにくい状況を用意する」ということになります。このように整理したうえで、以下のようなやりとりとなりました。

2～3週間は肺炎を起こさなかったから、だいぶよくなったのだろう、と考えて晩酌してみたんですね？

そうなんです、そしたらこんなふうにまた肺炎を起こしてし

まって……。

晩酌をしていた時に、むせこんだことはありませんでしたか？

それは気づきませんでした。咳き込んだりすれば危ないな、と思ってやめるんですが、今回はそれもなかったのに肺炎になってしまって。

私たちが誤嚥すると、むせてしまいますよね。今のご主人はむせることができなくなってしまっているので、周りも気がつきにくいんです。

そうだったんですね。そうしたら、どうやって気づけばよいのでしょう？

ご家族で、外から見て気づくのは難しいと思います。飲んだり食べたりする時間が長くなると、疲れてきて誤嚥しやすくなりますので、最初は飲み食いにかける時間を決めましょう。5分以上かかる時にはいったんやめる。これを守りましょう。

わかりました。それ以外には気をつけることはありますか？

眠気が強い時や姿勢を保てない時も、誤嚥しやすいです。飲み込むのに最適な姿勢を、一緒に確認してみませんか？

ぜひ知っておきたいです。あと、本人は、夕方は眠そうな時が多いので、飲むのは昼のほうがよいですね。晩酌じゃなくなっちゃうけど、もともと好きな時に飲む人だったから、時

間は別に関係ないですね。

○...○...○...○...○...○...○...○...○...○...

　いかがでしょうか？　「安全にトライを続ける」という目標に向かって、家族と医療者の目線が揃っているような印象を受けるのではないでしょうか。

3 神経難病の診断を受けて間もないケース

70歳代、男性。10年前から起立性低血圧を認めていた。失神に伴う転倒を繰り返すようになったため、大学病院で精査を行い、3カ月前にパーキンソン病と診断された。ふらつきが続いており、ADLが低下したため、リハビリ目的で入院した。入院時は車椅子移動で、15分以上の座位保持で失神する状態だった。

妻と二人暮らし。妻は、平日日中はパートで不在になる。

医師　どんなことを目標にリハビリしていきましょうか？

本人　またプールに行けるようになりたいね。2日に1回くらい通っていたからね。家族には止められるけど。

泳ぎは得意なんですか？

学生の頃にライフセーバーの資格を取ったんだよ。パラリンピックを見ていると、僕よりよほど大変な人が出ているから、少し周りの人に迷惑はかけるけど、僕もできるんじゃないか、と思うんだ。

妻　そんなの無理ですよね？　溺れちゃったらどうするのよ。今

はまず、トイレに自分で行けるようになってもらわないと、家で生活できないです。

 今の時点でいきなり水泳したい、と考えると大変そうにみえると思うので、まずは普段の生活で必要なことから、取り戻してみましょうか？

 そうかあ、できると思うんだけどなあ。

 仕事から帰ったらトイレで倒れている、なんて嫌よ。夢みたいなことを言っていないで、トイレを頑張って。

 うん……。

この状況を、医療者側は次のように解釈していました。

> **本人：病状認識が乏しい**
> **家族：本人の病状認識が乏しいため、退院後の生活に対する不安が強い**

そのため、次のステップとして、「本人にパーキンソン病の疾患理解をしてもらうために、医師から病気一般のことを説明する」ということを計画しました。

 これからの生活を考えるために、パーキンソン病のことを説明させてください。これまで病気の話を聞かれたことはありますか？

👴 治らない病気なんだってね。だんだん動けなくなる、と聞いてるよ。だけどね、そこを乗り越えて泳げるようになりたいと思うね。

👨 前の病院の先生から聞かれたんですね。治らない病気だよ、と聞かれた時、どう感じましたか？

👴 えー、ってびっくりしたけど、医学も進歩しているし、何とかなるんじゃないかな、と思ってるよ。

👵 そういうことばっかり言ってないで、現実を見てよ。

👨 奥様の立場からすると、心配ですよね。

👵 本人は「倒れたら倒れたで仕方ない」とかのんきなことを言うけれど、その時は私が一人で対応しなくちゃいけないし、こっちの身にもなってほしい。

👨 ……と、奥様はおっしゃっていますけど、ご本人としては、その点はいかがですか？

👴 うーん、倒れた時は気を失っていて僕はわからないからなあ。今歩けていないのはトレーニング不足でしょ？　頑張ればなんとかなるから、まずはリハビリを頑張るよ。

👵 結局、こうしていつも自分の考えを曲げないんですよ。

👨 今は、座っているだけでも血圧が下がってしまいます。そこで、無理をして立って歩こうとすると、気を失ってしまいま

す。脳貧血と同じ状況です。病気の影響で血圧が下がってしまっていますし、病気自体はよくならないので、トレーニングしても「すっかり安心」とはなりません。

 ね？　先生も言っているでしょ？　だから、泳げるようになる、とか無茶なことを言っていないで、転ばないでトイレに行けるようになることに専念して。

 わかったよ。とりあえずトイレを頑張ります。

　このように話し合いを進め、妻にはトイレ動作のリハビリを見学してもらうことと、倒れた状況から起こす方法の練習をすることとしました。
　どうでしょう？　なんだかスッキリしない感じが残りませんか？ 本人がとりあえず「妥協」しただけ、という印象が拭えませんよね。

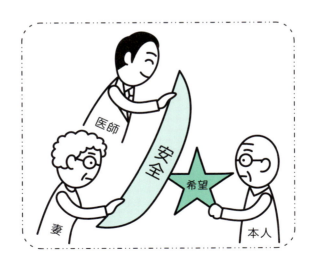

　本人の提示してきた「希望」を、医師と妻がタッグを組んで「安全」

の名のもとに押し潰そうとしてしまっているように思えます。なぜこのような状況が起きてしまったのでしょう？　これまでの発言を時間軸に基づいて整理してみましょう。

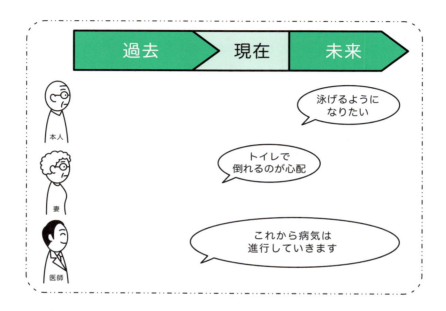

すれ違いの原因は一目瞭然になりましたね。それぞれの人が話している内容が、

時間軸においてバラバラ

なんです。そのため、現在の課題をもとに、本人の未来の希望を押し潰している、という関係になってしまいました。
　なぜこのようなすれ違いが生じたのかについても、振り返ってみましょう。これは前図で空欄の「過去」を加えてみるとわかりやすくなります。

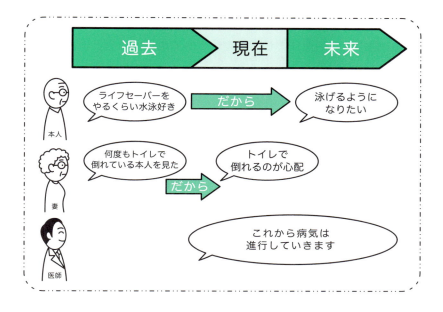

どうでしょう？　誰も無茶なことを言っているわけではなく、それぞれの立場では「そりゃそう思うよな」という思考過程を経ていることがわかるでしょう。これらが共存した考え方は成立しないでしょうか？

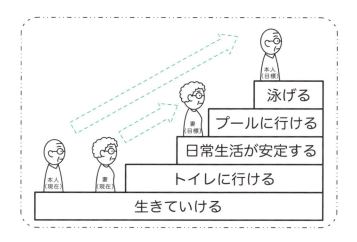

この図のように、本人の未来の希望までのステップを分解してみると、最終的な到達点として想定している段階には妻と本人に違いがあるものの、そこに至るまでの最初のステップは共有しうることがわかると思います。

このような流れを妻と本人が共有できること

が医療者の役割ですので、これを意識したかかわりを行いました。トイレ動作が自立することを目標にしてリハビリを開始し、1週間経過した時点での、本人と妻と医師との会話です。

 少しずつ、トイレから立ち上がることができるようになっているようですが、ご本人の感覚はいかがですか？

 少しできるようになった、と言われるけど、家に帰ったらどうなるか、わからない。

 ここでできるようになれないと、家に帰ったら絶対無理だし、私も倒れた時に起こせないから頑張ってよ。

 少しトイレができるようになっても、何が変わるわけじゃないからなあ。

 目標は泳げるようになること、ですものね？

 でも、それは無理なんでしょ？

 進行していく病気の性質や現在の状態を考えると、泳いでい

る姿を今は想像できない、というのが本音です。ただ、コツをつかめるようになることで、上手にできるようになる動作もあると思います。泳ぐためには、プールに行く必要がありますし、そのためには、家で落ち着いて生活できることが必要になりますよね。そこに向けたステップを、一緒に上がってみませんか？

何だか、先が長いなあ……。

ライフセーバーの資格を取った、とおっしゃっていましたよね？　どうして取ろうと思われたんですか？

大した理由はないけど、資格を取るのはけっこう大変そうだったんだよね。だから、おもしろそうだな、と思って。

大変そうだからやめておこう、とはならないんですね？

昔から、壁が高いほうが燃えるタイプよね？　そんなことしなくてもよいのに、っていうことに挑んでいっちゃうんです。

パーキンソン病、と言われてから、見えている壁は高いですか？

高いねえ。治らない病気、とか言われちゃったしさ。でも、本気で挑めば越えられない壁はない、と思って生きてきたんだよね。

それがあなたの悪い癖。そうなると、周りが見えなくなるからね。

今の場合だと、奥様の心配が見えなくなっちゃっていますね。

 はは。いつもそれで迷惑かけているからねえ。

 こっちとしては、笑いごとじゃないけどね。

 わかったわかった、今はリハビリ頑張ります！

○...○...○...○...○...○...○...○...○...○...○...

　どうでしょう？　悪い雰囲気じゃなくなってきましたよね。実際、妻は苦笑いしながら、本人の希望を聞いています。「昔からこうだけど、本当に仕方ない人よねえ」という雰囲気です。どちらかが諦めるわけではなく、それぞれの主張（希望）が出ている理由を共有することで、双方の目標を維持しながら一歩前に進む、ということができています。

　この例のように、何となく話し合いがかみ合わないな、という時には、

> **時間軸をもとに議論を整理してみること**

は、しばしば有効です。ほとんどの場合、「現在の目標」と「将来の希望」は共存可能なはずですが、どちらを優先するか、という対立構造に陥りがちなので、気をつけてみてください。

4 嚥下が難しいにもかかわらず、家族が経口摂取を諦められないケース

> 80歳代、女性。開業医の夫の手伝いをして診療所の事務を担っていた。15年前に夫が逝去し診療所を閉院した時期から認知機能低下が進み、8年前から長女と同居して介護を受けてきた。長男は近隣に住んでいたが、外科医として働いており、介護にはほとんどかかわっていなかった。
>
> 3年前から、認知症の進行に伴って意思疎通は不能となり、半年前にCOVID-19感染症を発症して、ADLは急激に低下した。1カ月前に誤嚥性肺炎を発症して、急性期病院に搬送された。同院で言語聴覚士による評価も行われたが、経口摂取困難と判断された。長女は胃瘻造設、経鼻胃管留置や中心静脈栄養は希望せず、経口摂取再開を希望した。
>
> 嚥下リハビリと今後の療養方針を決めるために、当院に転院した。転院初日に今後の方針を定めるため、長女、長男と相談した。

医師　前の病院ではお口から食べることは難しい、とのお話だったようですが、ご家族のお気持ちはいかがですか？

長女　楽に過ごしてもらいたいのが一番の希望です。以前は食べたい、という意欲を感じていたけど、今は食べたい意欲があるのかもわからない。意欲があるなら食べさせてあげたいです。

もし食べることが難しい、となった場合には、どのような方針で、ということは決めていらっしゃいますか？

自然な形がいいと思う。胃管や胃瘻は希望しない。父親は食べられない状態が長かったけど、けっこう頑張ってくれました。自宅で看取りたい思いもあるけど、不安が強いです。自分が十分に対応できないせいで、また何か起きてしまうのでは、と考えてしまいます。

今回みたいに誤嚥することはかわいそうです。無理に口から食べて誤嚥したり窒息するよりも、経鼻胃管のほうがまだよいかな、と思う。経鼻胃管を使って療養病院に入る、ということが折衷案になるんじゃないかな、と思っています。

　上記のように、長女と長男の間で療養先に対する考え方に違いがあるものの、二人とも本人に苦痛が少ないように過ごしてほしい、と考えていることが確認されました。まずは嚥下機能評価と嚥下リハビリを続けたうえで、改めてご家族と相談することにしました。
　2週間ほど嚥下リハビリを継続したものの、改善が乏しく、誤嚥も繰り返したため、改めて長女と相談を行います。

嚥下のリハビリを進めてきましたが、嚥下の力が落ちていることと、認知症の影響もあって意欲も低く、食事を摂ることは難しい状況です。

体のリハビリもやってほしいです。そのほうが元気になって、ご飯も食べようとしてくれると思います。あと、毎日車椅子に乗せて、刺激を入れてほしいです。

今の状態は、リハビリをしたら元気になる、という状況ではありません。転院してからも食事量は少なく、右肩下がりで、残された時間は限られていると思います。

 1日2回や3回に食事を増やせませんか？ 今のまま1日1回では、食べられるようになることは難しいと思うんですよね。

 嚥下リハビリを行っていますが、窒息や誤嚥のリスクは高い状況です。一般論でいえば「食べられない」状況であり、窒息のリスクをご理解いただいたうえで、経口摂取にチャレンジしている状況なので、1日1食の対応が限界です。

 そうですよね。いつ窒息するかわからない、と言われている今の状況を見ていると、家でみることは不安が大きいです。施設に入ってもらうしかないかな、と思っているんですけど、施設でも口から食事を摂ってもらうことはできますか？

 リスクが高い状況ですので、施設のご意向次第だと思います。

 口から食べてもらえれば、施設に行かないで済むんですけどねえ。もう少しリハビリで何とかならないですか？ 入院前にはお豆腐も食べていたんです。

 繰り返しお伝えしているように、肺炎などを起こしたことで体力も落ちているので、入院前とは状況が変わってしまっています。

このように議論は平行線をたどったため、チーム内で方針を再検

討することとしました。主治医としては、

> - 窒息のリスクがあることを伝えているにもかかわらず、長女が経口摂取に固執している
> - 長女の希望にチームが振り回されている
> - 「本人の苦痛が少ないようにしたい」と希望しているにもかかわらず、長女の要望は本人の苦痛を増すことばかりに感じられる

ということに困っています。

　この構図、見たことありますよね？　Ⅰ部の「11　家族が自分らの望む治療以外を受け入れないケース」(77ページ)の医師と家族の構図と、近い状況になっています。双方の正義をぶつけ合っている状況になっており、対決を生み出しています。参考までに、そのケースで提示した図を再掲しておきます。

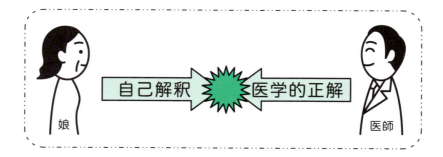

　この構図のなかで、「経口摂取に固執」している長女にみんなが「振り回されて」おり、「本人の苦痛を増すことばかり要望してくる」長女を説得しなければならない、と主治医は考えていました。この構図を乗り越える方法を探ってみましょう。こういう時は、どうすれ

ばよかったでしょうか？

　娘の発言を、「娘が価値観を伝えようとしている」と考え直してみると、新しい着眼点が生まれてくるはずでした。このケースでは、どこに着目するとよいと思いますか？　転院を希望した時から一貫している娘のこだわりに気づくでしょうか？　医療者側には「固執」と捉えられた「経口摂取に対するこだわり」ですね。

固執≒こだわり≒価値観

というのは言い過ぎかもしれませんが、「こだわる」ということは、「ここは譲れない」という一線を示しているため、「価値観」の表明といってもよいでしょう。ただし、価値観は固執の陰に隠れやすいので、掘り出そうとする努力が必要になります。

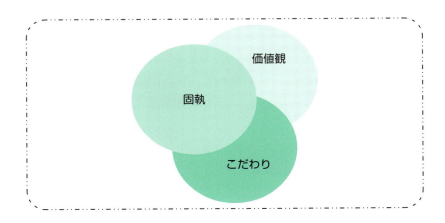

　表面が「固執」に覆われた状態から、「価値観」を掘り当てるためのアプローチは、「相手に興味をもつ」ということが中心になります。

- この人は、なぜそこに固執するんだろう？
- この人がそこにこだわる背景や歴史はなんだろう？
- そんなこだわりをもつこの人の価値観はなんだろう？

といった問いを重ねることで、相手が大切にしている価値観が浮き上がってきます。これが、次の図のような医学的正解と価値観を交換するアプローチです。

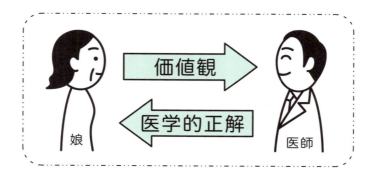

担当チームは「なぜ」を積み重ねて、長女の見ている景色を知りに行ってみることにしました。以下、1週間後に長女と話し合った時の会話です。

 リハビリの時にお食事を召し上がっているお母様のご様子は、ご家族からはどのように見えていますか？

 先週よりも、少しずつ落ち着いて食べられるようになっていると思います。やっぱりいつものスプーンを持ってきたのがよかったのかもしれないですね。慣れたもののほうがいいですもんね。

お食事の時のお母様は楽しそうですか？

 もともと料理の先生をやっていたから、味にはこだわりあるでしょうし、やっぱり普段と表情は違いますよね。

 お料理の先生だったんですね！　ご家族が子どもの頃は、たくさんお料理も作っていらっしゃいましたか？

 父の好みもあって、凝ったものよりもシンプルなものを丁寧に作ってくれました。

 それはいいですね。私たちから見ると、お母様は飲み込むと苦しくなることも起きうる状態ですし、ご家族もお母様が苦しいことをさせたくない、とおっしゃっていたなかで、食事にこだわっていらっしゃる理由が、少しわかった気がしました。

 執着があるのかな……。最初はもう食べられないだろう、と思ったりもしていたんですけど、一口でもプリンを口にしている母の姿を見たら、やっぱりできそうな気がしてしまったり。頭ではわかっているんですけど、諦めたくないし、どうしたらよいのかわからなくて。

 お兄様と相談されることは難しそうですか？

 兄は忙しいから……。それに「食べるのはもう無理だよ」といつも言っていますし。

 お父様も医師、お兄様も医師、そんななかでお母様の介護を

一人で担われてきて、決断もご自身でしなくてはならない、という今の状況は苦しくないですか？

苦しいです。わからないことも多いし……。でも、長年私がみてきたから、母のことは私が一番よくわかっている、と思っています。だから、本当は最期までみてあげたいんだけど。失敗してしまいそうで。

失敗、とは？

今回入院した時、「また同じこと起きるよ。やっぱりもう無理なんだよ」と周りから言われたんですよね。

長年介護していらして、お母様のことは一番よくわかっている、という自負もおありですよね？　そのなかで絶対に起こしたくないことは何でしょうか？

私が判断を間違えたことで、母を苦しめることです。

今回の経過のなかで、ご家族のせいでお母様が余計な苦しみを味わった状況はありません。どこで誰がみても、同じ経過をたどったはずです。だから、残された1カ月の間に起きることに対するご家族の判断は、おそらく正しいです。ただし、お体の状態は大きく変わっているので、ご負担も増えます。ご家族が今までどおり判断できるように、周囲の力はしっかり借りましょう。

あと、1カ月なんですね。だったら家に連れて帰ってみようかな……。

その後も多少の紆余曲折はありましたが、10日後に自宅に退院され、1カ月後に自宅で逝去されました。自宅では家族がゼリーを食べさせたりしていたそうですが、救急搬送されることはありませんでした。

　この事例は対立構造になっていることに気づき、家族の価値観を知ろうとしたことを契機に、関係性が次の図のように変化しています。

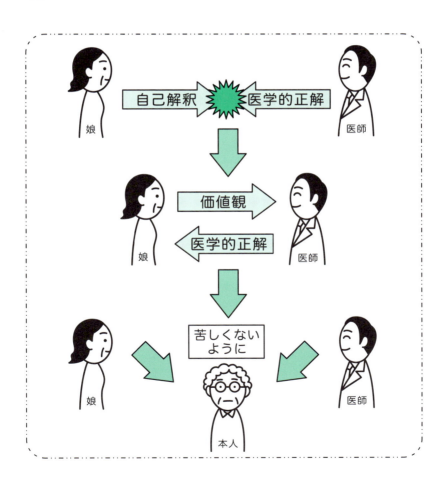

それぞれの主義主張の対立が起きていた状況から、価値観を知ろうとしたことをきっかけに、会話のなかにようやく「本人」が登場してきたことも、おわかりいただけると思います。

　いくつかのきっかけが、長女の心を少し開くことにつながったと思います。もちろん、自分にとっての正義を主張し合う状況がゼロになったわけではありません。ご家族から「私はこうしたほうがよいと思う」という主張も時々出てきましたが、医療者は「なぜそういう主張をするのか」ということが少しわかるようになっていたため、けんか腰にならずに、向き合うことができました。

○・・・○・・・○・・・○・・・○・・・○・・・○・・・○・・・○・・・○・・・

　得体のしれないものには身構えますが、正体がわかってくると「あいかわらず一生懸命だなあ」と思うくらいで、だいぶ心持ちが変わってくるものです。

5 繰り返し心不全で入院しているケース

> 70歳代、女性。夫と小売店を営んでいた。夫の逝去後は独居で生活していたが、4年前に呼吸苦を契機に初めて心不全の指摘を受けて、当院で入院加療した。退院後は長男一家と同居して、利尿剤で加療されていた。几帳面な性格で、体重管理や日常生活の注意点を遵守しながら生活していたが、寛解と増悪を繰り返した。
> 6カ月前にも他院で入院加療を要したが、再び下腿浮腫と呼吸苦が増悪したため、症状コントロール目的で、入院となった。入院時、本人と長男と、今後の方針について相談した。

医師　だいぶ苦しくなってしまったようですね。

本人　また入院することになってしまいました。何が悪かったんでしょう？

心臓がだいぶ疲れてきているので、どれだけ気をつけていても、悪くなってしまうことはあります。

長男　本人はけっこう気をつけていたと思うんですけど、どうしてでしょう？　半年前の入院ですっかりよくなって、最近は普通に生活できていたのに、急に別人のようになってしまって。家族としても想定外で……。

前回も、もう大丈夫です、と言われて退院したんですけど。体調もよかったし。今回はきっかけがわからなくて。

 まずは一度、心臓の調子を落ち着けましょう。その後に、これからどう過ごすかを相談していきましょう。

 よろしくお願いします。

　ここまで読んで、どう感じられたでしょうか？　「これではダメだ」と思ってもらえたらうれしいです。私は、「失敗コミュニケーション」のケースだと思います。それでは、どこに失敗があるでしょうか？　ここには、

① 「何が悪かったんでしょう」という本人の思いに向き合えていない
② 「家族としても想定外で……」と言われたことに答えていない
③ 「まずは一度、心臓の調子を落ち着けましょう」と結論を先延ばしにしている

という問題点があります。
　ただ、それぞれの発言の根本を探ると、失敗は入院前にあることがわかります。どういうことでしょう？　1つずつの発言の裏にある本音を探ってみましょう。

 また入院することになってしまいました。何が悪かったんでしょう？
　→（私の注意が足りなかったのかしら？）

心臓がだいぶ疲れてきているので、どれだけ気をつけていても、悪くなってしまうことはあります。
→（心不全はだんだん悪くなる病気だから、仕方ないよ）

本人はけっこう気をつけていたと思うんですけど、どうしてでしょう？　半年前の入院ですっかりよくなって、最近は普通に生活できていたのに、急に別人のようになってしまって。家族としても想定外で……。
→（注意されたことを守っていれば、悪くならないと思っていたのに）

前回も、もう大丈夫です、と言われて退院したんですけど。体調もよかったし。今回はきっかけがわからなくて。
→（退院した時には元どおりになったと思っていたのに）

まずは一度、心臓の調子を落ち着けましょう。その後に、これからどう過ごすかを相談していきましょう。
→（過去を振り返っても仕方ないから、とりあえず治療しましょう）

よろしくお願いします。
→（言われたとおりにするしかないんだな）

　おおむねカッコ内に記したようなものが本音で、次のような構図になっています。

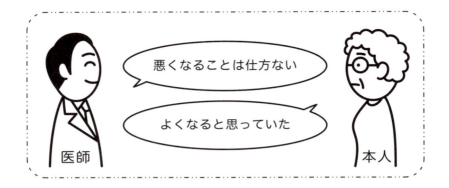

つまり「想定外だった」と言っている本人・家族に対して、「想定内ですよ」と言っているわけで、かみ合うはずがないですよね。

ここで先ほど、「失敗は入院前にある」と言ったことにつながります。入院前から、悪くなることを想定していた医師と、悪くなることを想定していなかった本人、というズレが起きていたわけです。心不全、呼吸不全のように、長期的な経過のなかで寛解と増悪を繰り返す疾患で、よく見受けられるズレです。

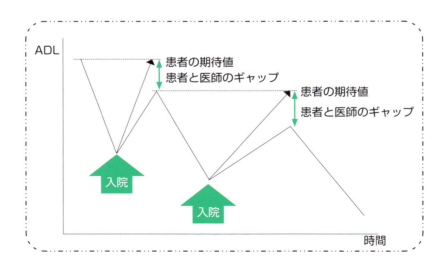

この図のように慢性疾患においては、患者の期待値と医師の想定にギャップがあることを前提として、

> 初回入院時からコミュニケーションをとること

が望ましいです。初回の心不全増悪時に、

> ①寛解・増悪を繰り返しながら、治療しても元どおりになることはないこと
> ②年単位で右肩下がりの経過をたどっていくこと

を伝えておくとよいでしょう。ただし、「悪くなるから覚悟しておくように」という脅しや、「悪くなると言ったよね」という免罪のためではありません。
　これによって、初回の心不全治療が奏効した「今」のタイミングが、ADLが最高の段階にあることを前提として、この先の過ごし方を相談できるようになることを目指しましょう。

○．．．○．．．○．．．○．．．○．．．○．．．○．．．○．．．○．．．○．．．

　もちろん初回の心不全治療時に、「今後あなたは悪化し続けます」という話を受け入れられることはないでしょうが、今後訪れる増悪時に、「聞いていなかった」という驚きは減らせるでしょう。少なくとも、「前に言われていたことがこれかな……」というくらいの思いがもてると望ましいです。

6 療養方針が分岐点に立った老衰のケース

> 80歳代、男性。10年前から認知機能が低下し、ADL低下に伴って骨折を繰り返したため、自宅で妻と長女が介護し、近隣に住む長男が時々支援していた。家族の希望により、最低限の介護サービスだけを利用しながら介護を続けており、介護サービスの追加を提案されても断っていた。
> 誤嚥性肺炎を契機に介護負担が増加し、今後の療養方針を検討するために入院した。今後の方針について、入院当日に家族と相談した。

医師　ご自宅の生活は大変でしたか？

妻　私ももう、年が年だからねえ。本人も何を言っているのかよくわからないし。

長女　今は痰を機械で吸っていると思うんですけど、あれは家に帰ってもやらなきゃいけないんですか？

まずは肺炎の治療をすることで、どれだけ痰の量が減ってくれるか、だと思います。ただ、ご年齢を重ねてくるなかで起きる肺炎は今後も繰り返されるので、ご自宅で痰をとるよ

うに、入院中に一緒に練習していただくとよいと思います。

 私には無理よ。あの人も嫌がるし、怖くてできない。

 お母さんには無理よね。入院中に私が練習してみることはできますか？

 もし痰の吸引ができるようになったら、ご自宅に戻れそうですか？

 やってみないとわからないですけどね。あとは、あんまり頻繁だと私も若くないから、体がもたないかもしれないし。

 ぜひ、練習も含めて、面会にいらしてくださいね。

 よろしくお願いします。

　この時点での医師から見た妻や長女のイメージは、

痰の吸引に不安はあるが、自宅に帰してあげたいと考えている

というもので、多くの人がこのやりとりから、そのようにイメージするでしょう。病棟では看護師が面会時に合わせて、痰吸引の家族指導ができるようにスタンバイしていたのですが、実際には、1週間面会がありませんでした。
　以下は、1週間後に面会に来た際に、妻と長女が看護師と交わした会話です。

どうですか。よくなってきていますか？

 痰の吸引は少し減ってきていますが、3〜4時間に1回くらい、痰をとっている状況です。一緒に練習してみませんか？

 難しいですか？　今日は見るだけでいいです。

 なんだか怖いわね。

 もう少し頻繁にお越しになることは難しいですか？

 体が言うことを利かなくてねえ。この人も寂しがるだろうから、何とか来てあげたいと思っているんだけど。

 母も体が強くないので。私も平日は仕事をしているもので……。

 共倒れになると大変ですものね。今の状態だと、おうちに連れて帰ることは難しそうですか？

 本人は家が好きでしたからねえ。今は何も言わないけど、聞けば帰りたい、って言うでしょうねえ。

 仕事が終わったら、寄り道せずに家に帰ってきていたものね。帰れるなら家に帰してあげたいですね。

 大変ななかだとは思いますが、できるだけご本人に会いに来て、励ましてあげてくださいね。次は、痰をとる練習も一緒にできるといいですね。

わかりました。よろしくお願いします。お世話になります。

　ところがその後、10日間面会がありませんでした。ここまで来ると、医療者は家族のことがよくわからなくなってきました。医療者は、

- 「家に帰してあげたい」と言う時の家族の表情には、嘘はなさそうに見える
- 家族は「家に帰してあげたい」と言うものの、帰るための準備を進めようとしない
- 家族が帰したいのか、帰したくないのか、本音がわからない

と思っています。そしてこの時の医療者は、次の図のように考えています。

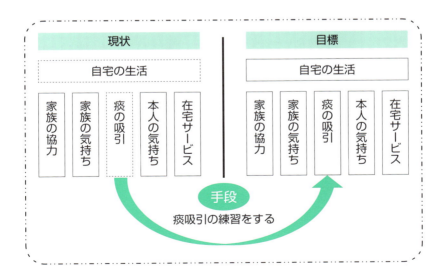

つまり、自宅で生活するという目標達成のために欠けている要素は、「痰の吸引」だけであり、そこに到達するための手段は、「家族が痰吸引の練習をする」ことであり、したがって自宅に帰りたい家族ならば、「痰の吸引の練習をするはず」である、と考えています。それなのに、まるで練習しようとしないため、「本当に家に帰りたいのか？」という疑念が浮かんできている、という状況です。
　ここでの医療者の仮説は、
- 「家に帰したい」と家族は言っているが、本当は帰す気がない

でしょう。しかし、果たしてそうでしょうか？
　この状況、思い当たることはありませんか？　「やりたい」「頑張る」と言っているのに行動が伴わない、「本当にやる気あるの？！」と聞きたくなってしまう状況……、そうですね、「あの学校に入りたい！」と言っているのにまるで受験勉強しない子ども、「痩せたい！」と言っているのに、「ダイエットは明日から」とポテトチップスを食べている人と同じ状況です。
　このような状況は、誰もが経験しているかもしれませんね。自分を振り返って考えてみてください。この場合のような「あの学校に入りたい」「痩せたい」という言葉は、嘘なのでしょうか？　「いや、その時は本当にそう願っていた」と思われるのではないでしょうか？　問題は、
- あの学校に入りたい→そのためには今、勉強することが必要だ→だからゲームをやめて勉強しよう
- 痩せたい→そのためにはカロリーの高いものを控えることが必要だ→だから大好きなポテトチップスを控えよう

という流れのなかで、

自分の行動を変化させることができない

だけです。そして、このような変化が苦手な人は、少なくないのだといえます。

それでは、この家族にとって何が「変化」に当たるのか考えてみましょう。医療者からは、

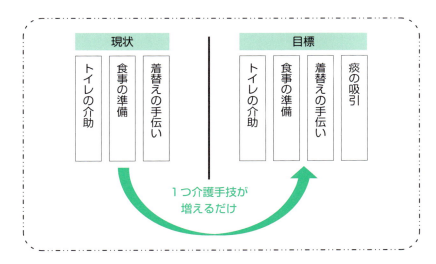

という景色が見えているでしょう。家族からは、どう見えているでしょうか？

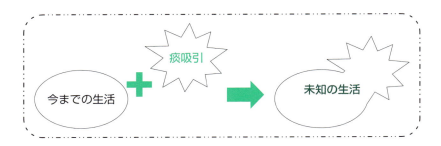

痰吸引という新たな手技が加わった生活は未知の景色で、まったく想像できないものなのかもしれません。それほどに、「変化」が苦手な人にとって新たなことを1つ加えるということは、ハードルが高いのです。

　ここで、最初の病歴を見直してみましょう。「介護サービスの追加を提案されても断っていた」という情報に気づくでしょうか？支援者からみると「介護サービスを追加したほうが楽に過ごせるのに」と思うのですが、「新たな支援者が出入りする環境下の生活」が想像できず、その「変化」に向き合うくらいなら「このまま頑張る」という判断をしている家族であることが推測できます。このような場合、

> ①夫（父）に吸引が必要になった
> ②家族が吸引手技を練習する
> ③家族が吸引をする

という3つの変化として、解釈し直すといいかもしれません。こう考えて、次の面会時に家族とのコミュニケーションのアプローチを変更することにしました。

 ご主人が痰を吸引する状態になってしまったこと、ショックでしたよね。

 あの人、しっかりした人だったのよねえ。いつも家のことは全部決めてくれて。

 自分のやり方にこだわる頑固者、とも言えるけどね（笑）

何か判断が必要な時は、ご本人が決めて来られたんですね？

口うるさいな、とも思っていましたし、反発したこともありましたけど、今思うと、責任感強くて偉いですよね。

頼りきりだったから、ねえ。こんなふうになっちゃって、どうしよう。

なぜ妻と長女が「変化」に弱いのか、ということが見えてきませんか？

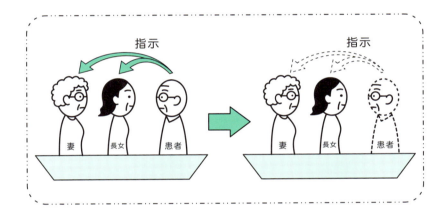

この図のように、これまで針路を定めていた先導役の本人が不在となり、妻と長女のみが、船に取り残された状態となっています。かじ取り役がいない状況で、針路を「変化」させることは難しいですよね？　そうするとどうするか？　現状維持を選択しますよね。そう考えて、次のように続けてみました。

じゃあ、家に帰るかどうか、と聞かれても困ってしまいますね。

帰りたいだろうけど、この状況で家に連れて帰ることが正しいのかわからなくて……。

　これまで介護されてきた事実と、痰の量が減ってきている今の状態を考えると、ご本人をご自宅に帰してあげる、という判断は間違っていないと思いますよ。

　今の状態の父を家でみたことがないので、本当にできるのか不安です。

　私たちの経験から言うと、入院前のご本人の状態で介護されてきたお二人であれば、今の状態のご本人を受け入れられることは、無茶なチャレンジではないと思います。

　やってみる？

　心配だけどね……。

　入院前と変わることは、痰の吸引がたまに必要になる程度なので、できそうかどうか、今一緒にやってみませんか。意外とできるかもしれないですし、絶対無理、となるかもしれませんが、やってみないとわからないですよね？

　今ですか？　じゃあ、私やってみます。

　ここで行ったことは、次の図のように表現されます。

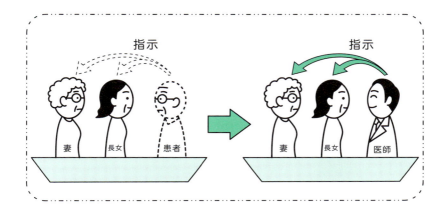

船頭役だった患者本人の代わりに医師が船頭になってみた

という状況です。「二人の判断は間違っていない」という承認を伝えることによって、「変化」に向き合えるような安心感を得られたのだろう、と思います。

○...○...○...○...○...○...○...○...○...○...○...

　ご家族のその後ですが、本人をご自宅に連れて帰って、紆余曲折ありながらも生活されています。

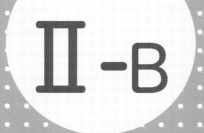

状況別のアプローチ

この項では、現場で戸惑うことが多い状況を紹介します。主治医の交代、在宅医療の初回介入、という信頼関係の構築ができていない状況を取り上げて、そこで陥りがちなアプローチについて、解説します。
　私自身、自分より経験も実力も上の先生から患者を引き継いだ時、どうやって自分を大きく見せるか、常に肩に力を入れていたという記憶があります。そういう場合は、だいたい失敗していました。そして、前担当医の患者がひととおり退院してからようやく、力を抜いて診療ができる、という歴史を繰り返していました。
　例えば、本項で紹介する１例目は、結果的にうまくかかわれたような書き方になっていますが、実際には患者さんがこちらの力みに気づいて、少しずつ身にまとった空気感を変化させていってくれたことに、助けられたケースでした。そうして、こちらの力みが抜けて、相手のことを想像できるような余裕が生まれ、結果としてコミュニケーションが成立するようになったのです。
　「相手を知ろうとして、相手を信じて、一緒に考え抜く」というプロセスが、「とりあえず」の答えを出すことよりも、はるかに相手の背中を押すことができる、と体感したケースを紹介したいと思います。

1 病棟主治医を引き継いだ場合

> 20歳代、女性。6カ月前に小腸クローン病と診断されたが、腹腔内膿瘍を保存的に加療することが繰り返されており、腸管癒着を認めていた。腸管狭窄に伴う腸閉塞を発症し、腹腔内膿瘍の再発も認めた。入院して禁食、および抗生剤による加療を行っているが、今後の治療方針は未定の状態で、病棟主治医を引き継いだ。
> 本人は1年前に結婚している。平日は仕事をしている夫は、週末に面会に来る。卒後20年目の医師が主治医を務めていたが、異動に伴って、8年目の医師である私が主治医を引き継いだ。

医師　今回、主治医になりました水野です。よろしくお願いします。

本人　こんにちは。よろしくお願いします。前の先生から私の話は聞いていますか？

はい、クローン病と言われて、半年の間でだいぶ苦労されてきた、ということもうかがっています。今は食事を止めて、抗生剤の治療が効果を出してきていますね。お腹の痛みは治まってきましたか？

歩いてもお腹に響くことはなくなってきました。でも、手術したら子どもができなくなりますよね？　先生は、私のよう

155

な患者は多く経験されているんですか？

　こんなシチュエーション、よくありませんか？　主治医交代時には、「値踏みされているなあ」「試されているなあ」などと感じることが少なくありません。こういう時に、ついつい以下のようなコミュニケーションをとってしまいませんか？

前の先生はベテランなので、そこには及びませんが、私はこの病気を専門に診療しています。手術すると、確かに妊娠には不利になる、とされていますが、病気が落ち着かない状態でいることのほうが、もっと妊娠には不利になる、とされています。

薬はアレルギーが多いので、手術の麻酔も合わないと思うんです。前の先生は、麻酔が合わないこともある、と言っていました。

どんな薬も副作用はあります。ただ、それで手術ができないほどの副作用が出る人はまれです。そんなにたくさんの人に副作用が出るようであれば、治療として成立しませんよね？

私は、小学生の頃に受けた予防注射でも倒れたことがあるんです。そこから、予防注射は受けていません。

　このようなコミュニケーションで行おうとしていることは、

主導権争い

です。ほとんどの場合、それは堂々巡りに陥るので、やめておきましょう。

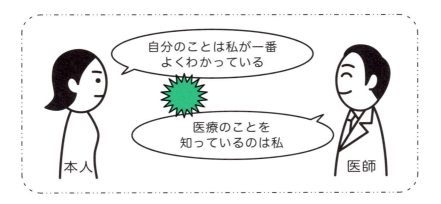

　なぜ堂々巡りになるのか？　本人のテーマは「私」、医師のテーマは「医療」で、双方が別のテーマについて、「私のほうが知っている」と主張している状況だからです。例えるならば、「日本人の口に合う中華料理は何か？」と議論したいのに、「日本人のことは私のほうが知っている」と日本の料理人が主張し、「中華料理のことは私のほうが知っている」と中国の料理人が主張している状況と一緒です。

　この場合、どうすればよいでしょうか？　日本の料理人が「日本人の好み」を中国の料理人に教え、中国の料理人は「日本人の好みに合う中華料理」を考える、というステップを踏むことができて、初めて議論は前進しますよね？　つまり、ここでは

本人（患者）に合う医療は何か？

がテーマとなるはずです。よく考えたら当たり前ですよね？

医師は患者にとって最適な医療を考えているはずです。それが、患者と対立構造になることがきっかけとなり、医師にとって最適な医療を主張し始めてしまった、ということが、今回の混乱の原因です。ということで、基本に立ち返りましょう。

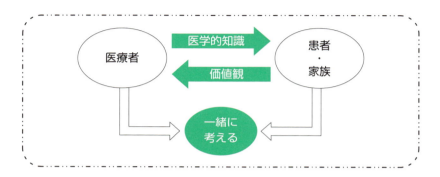

　この状況で必要なことはSDMのアプローチですね。医療者と本人がそれぞれの得意分野の知識や情報を持ち寄り、両者を合わせて今後の進む方向を考える、ということが望ましい形でしょう。
　この状況を理解するためには、本人の立場に身を置いて、どんな景色に見えているかを想像してみることが早道です。
　「健康に不安を抱えていなかった20歳代の人が、1年前に結婚して喜んでいたら、半年前に突然聞いたこともない病気と診断されて、手術が必要かもしれない、と言われていた。ようやくその状況を理解し始めたと思ったら、主治医がベテランから若手に交代になった」──客観的な状況としては、このように表現されるのでしょう。不安になりませんか？

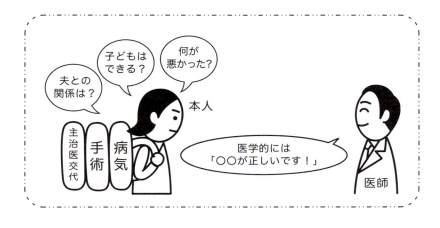

　具体的な不安、そして抽象的な根拠の少ない不安がないまぜになって、混乱している状況といえるでしょう。この状況では、医学的な正解による説得を受け止める余裕はありません。本人の背負っている重荷を減らすことで、話し合いができる状況をつくることから始めてみましょう。次の図が、目標とされる状態の1つです。

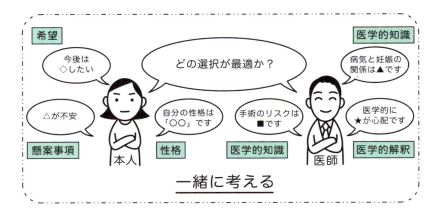

　両者が「本人（患者）にとって最適な選択は何か」という同じテーマについて、それぞれの見地から検討している状態になります。こ

れを目指したやりとりを展開してみました。

 結婚されたばかりで入院になってしまって、ご主人のことも心配ですよね。

 すごく優しい人なんですけど、頼りないところがあるから……。彼がどう思っているのか、聞くのが怖いんです。

 「どう思っている」というと？

 結婚してすぐに私の病気がわかったこととか、入院してずっと別居になっていることとか、お腹を切るかもしれないこととか、子どものこととか……。

 ご自身のことの心配よりも、ご主人との向き合い方の心配のほうが大きいのですか？

 もちろん、自分の体がどうなっちゃうんだろう、という心配もありますけど、彼がどう思っているかのほうがわからないですから。やっぱり、他人の気持ちは結婚してもわからないものですね。

 ご主人に聞いてみたことはありますか？

 何を聞いても、「僕のことは心配しないで」「君にとって一番よいと思う方法でいいよ」と言うんです。本音だと思うんですけど、本当にそれでよいのかな、と心配なんです。

　ここまでの流れで、本人が一番気にしていたことを少し教えても

らえました。本人が望んでいたものは、「自分にとって最適な選択」
ではなく、

> 自分と夫にとって最適な選択

でした。これを踏まえて、以下のようにやりとりを続けました。

 お話をうかがっていると、ご自身だけで決めたり考えたりするよりも、ご主人と一緒に考えていきたいな、と感じたのですが、いかがですか？

 彼も忙しいから、負担をかけるのは嫌ですけど、このまま気持ちが引っかかったまま進むのも嫌ですね。重荷にならないですかね？　どうしたらいいんだろう……。

 ご主人ももちろん専門家ではないですから、医学的な判断については、私にも意見を言わせてください。ただ、ご存知のように、どの治療法や選択肢にも、よい点と心配な点の両方があります。そこを判断していくうえで、ご本人の判断軸だけをうかがっても答えを出せないと、私は感じました。私からお願いしてみてもかまいませんか？

 はい、お願いします。

○．．．○．．．○．．．○．．．○．．．○．．．○．．．○．．．○．．．○．．．

　このやりとりを経て、夫と本人とともに今後の方針を相談して、早期に自宅に戻れる選択肢を優先して選ぶ、という方向性が固まり

ました。内科的治療がひと段落したタイミングで、腸管切除を受けて退院する運びとなりました。
　その後は外来で内科治療を継続し、1年後に妊娠、出産に至ることもできました。

2 在宅医療の初回介入時

> 60歳代、男性。10年前から大学病院に、間質性肺炎の加療目的で通院していた。2カ月前の定期受診時に胸水貯留を認め、1カ月間精査されたが、確定診断に至らなかった。胸腔鏡下生検によって、非小細胞肺がんStage IVと診断されたが、化学療法は希望せず、Best Supportive Care (BSC) の方針をとり、在宅療養に移行された。
> 本人と家族には、予後は3～4カ月程度と伝えられた。在宅医療介入初日の本人、妻、医師の会話である。

医師　こんにちは。これから担当させていただく水野と申します。よろしくお願いします。

本人　こんにちは。よろしくお願いします。

　　　長く通院していたなかで、急に肺がんと言われて驚かれましたか？

　　　呼吸器内科の先生とも長い付き合いだったし、いろいろと考えてもらったけど、結局、肺がんと言われて。驚いたけど、仕方ないなあ、とも思ったよ。

60歳代だと、「治療にチャレンジしたい」と言う方が多いのですが、治療はしないと決められたのには、何か理由があるのですか？

母親が胃がんで、抗がん剤の治療を受けていたのを見ていたんだけど、「あれは嫌だな、自分の時にはやらないぞ」って決めていたもんでね。その経験がなければ、迷っていたかもね。苦しくならないように、よろしくね。

こちらこそ、よろしくお願いします。一番の気がかりは何ですか？

僕のことはあまりないかな。苦しくなければいいなあ、くらいだから。あとは、妻が心配しちゃって趣味のテニスも休んでるから……、それくらいかな。

本人が「治療はしない」と決めているから、それは仕方ないと思うんですけど。テニスに行っても、「この間に連絡あったらどうしよう？」とか考えちゃうと、落ち着いてやれないから、休んでいるんです。

妻

自分がお世話になった方が、去年亡くなったんだけど、その方は、全部の段取りを決めていて、そういうのいいなあ、と思ったんだよね。今しかできないことをいろいろやりたい。あまり会えていない人にも会いたいし、海外も行きたいな。

本人は、意思が固いから……。海外ではなくても、本人の行きたいところは連れて行ってあげたいです。

思っていらっしゃるよりも、行けないところ、やっちゃいけないことは少ないですよ。どうせダメだろう、と思わず、海外も含めて、ご家族のなかでこんなことをしてみたい、というお話をしてみてください。こんなチャレンジをしてみたい、というお話をいただければ、私たちもどうやって叶えられるか、一緒に考えてみますから。

そんなことお願いしていいんですか？　みんなで話してみます。

　私は、医学部の「医師－患者コミュニケーション」の講義で、外来では次のように会話を始めるように教わりました。

> 「おはようございます。水野と申します。今日はどうされましたか？」

　接遇の基本としての会話の始め方ですね。この時の講義で教わった内容は、
①ちゃんと挨拶から入ることが対人関係の基本です
②自分から名乗りましょう
③そして最初は open question です
であり、つまり、「人」として当たり前の礼節を守りましょう、というルールのお話でした。
　もちろん、これはこのとおりなのですが、訪問診療の場で上記の発言を行うと、どうでしょう？　なんか変ですよね？　次の図の上側は問題ないと思いますが、下側ではおかしな発言に見えます。

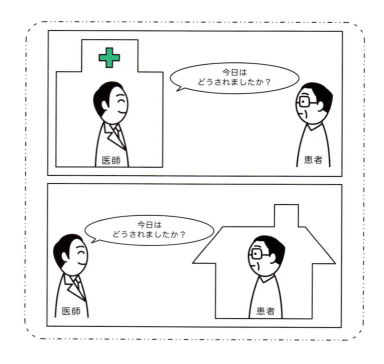

　なぜでしょう？　それは、場が違うから、ですね。言葉はTPO（時間と場所と状況）に応じて使い分ける、という基本からずれています。

　外来診療と訪問診療では、場の違いによって主客が逆転します。訪問診療では、医師が患者宅に訪ねていくスタイルです。訪問先で客が主に、「今日はどうされましたか？」って聞いたらおかしいですよね。「どうもこうもないよ。訪ねてきたのはそっちだろ」と怒られてしまいます。訪問診療の現場の会話では、「おじゃまします」に続く言葉として、違和感のない言葉を選ぶ必要があります。

　これを念頭に置いて、会話を読み直してください。最初の挨拶のやりとりの後は、普通の会話が続いている、と感じられたらうれしいです。

　さて、このケースでは意図的に問わなくても、ご本人が自発的に、いろいろと語ってくれています。このやりとりを通じて見えてきた

ものは何でしょうか？　難しい言葉で表現すると、
①本人の解釈モデル
②妻の解釈モデル
③本人と妻の関係性
ということになりますが、普通の言葉で表現すると
①本人と妻の歩んできた歴史
②本人と妻の希望
で、もっとシンプルな表現にすると、

これまでの生き方、これからの生き方

となり、つまり、

本人と妻の過去と未来

です。
　訪問診療の介入初日には、本人の解釈モデルや今後の治療希望を聞くことに加えて、急変時の病院搬送の希望などを確認することが多くなります。しかし、医療者との会話の大半は「過去」や「未来」ではなく、「現在」の話が中心になると思います。

「今、つらいことは何ですか？」
「今、痛いところはありますか？」

こんな会話を切り口にすることは多いと思いますし、初対面で医師がこれを聞いて怒られることもないでしょう。ただ、外来では毎回、

「現在」の会話で終わってしまうことも多いことには、注意する必要があるかもしれません。

　ところで、がん末期の患者は、「死」を意識させられていることが多いので、本例のように「これからの生き方」に対して、意思をもっている人も多いでしょう。したがって、「現在」の話ばかりしてしまうと、本人が「未来」の話をする機会を逸してしまいます。その一方で、「これからの生き方」について、自由に語れる人も多くありません。

> （がんになったから）もうこれはできないだろう
> （がんになったから）こんなことは望むのはおかしいだろう

　このような思い込みと諦めで、「未来」にふたをしている人が多いので、本例ではあえて、少し「過去」のことを本人に問うています。

　「過去」は、本人の独壇場です。自分の歩んできた「過去」を語る時に、「医療者にとっての正解」を気にする必要はありません。本人が自由に語れる「過去」の話をすることで、「未来」についても語りやすくなることは、珍しくありません。

　訪問診療は「生活」の場で行われるため、そこは「現在」だけではなく、「過去」の積み上げがあり、「未来」を実現する場でもあります。訪問診療の現場では、「生活」を守るための手段の1つとして医療が存在しています。したがって、「生き方」について語ることは大切にしたいものです。次図のようなイメージで、会話のなかで「過去」「現在」「未来」を行き来しながら話ができるといいですね。

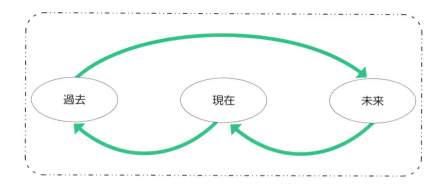

○...○...○...○...○...○...○...○...○...○...

　本例は、孫を含めた8人で、郊外に新しくできたホテルに泊まりに行き、その後、1カ月を自宅で過ごされたのち、逝去されました。

3 在宅医療で病院搬送を迷う場合

> 50歳代、男性。商社勤務。3年前に診断された大腸がんStage IVにより、化学療法を継続されていたが、病状が進行してBest Supportive Care（BSC）の方針となり、在宅療養に切り替えられた。自宅でリモートワークを行いながら生活していた。妻、および大学生の息子二人と同居している。妻は病状の変化に敏感かつ動揺しやすい性格、大学生の息子二人は無口なタイプで、つかず離れずの距離感で見守っている。
>
> 訪問診療介入開始から2カ月が経過し、関係性の構築ができてきた一方、病状の進行に伴って食欲低下と易疲労感が強まってきた。意思表示は明確にできる状態であったため、今後の方向性について本人と話をした。

医師　少し疲れやすくなってきたようですね。

本人　仕事していても、集中力が続かなくて困っちゃうね。

外側から見てもきつい状況だと思うのですが、そのなかでお仕事を続けていらっしゃるモチベーションはどこから湧いてくるんですか？

息子たち、彼らに見せているだけだよ。もうすぐあっちに行っ

ちゃって、僕はあの子たちの成長を見届けられないでしょ。せめて、親父は頑張って働いていたなあ、と思い出して、今後精一杯生きてもらいたい。それだけだね。何を思って見ているかは、わからないけどね。

この状況は苦しいですか？

考えてもどうにもならないことは、考えないようにしているよ。

最期は家で迎えたい、とか、病院に入りたい、などのご希望はありますか？

……どっちでもいいかな。家族が病院に行けと言えば行くし、家でいいと言えば、家でいいし。個人としては、痛い、苦しいがなければ、どこでもいい。

ご家族にもうかがってみて、いいですか？

うん、いいよ。

そこで、妻、息子たちにも同席を依頼して、話し合いを進めた。

ご本人と「これからどこで過ごそうか」というお話をしていました。ご自身は「こだわりがないから、ご家族の気持ち次第でかまわない」とおっしゃっていました。ご家族のお考えを教えていただいてもよろしいですか？

妻

どうしたらいいんだろう……。わからない。私はこの人と、

できるだけ長く一緒にいたい。どうしたらいいですか？

「ご本人にどこで過ごしてもらうか」ということについて、答えにくいようであれば、「自分だったらどこで過ごしたいか」と考えてもらってもかまいません。

僕だったら家にいたい。知らない人たちのなかで、見慣れない天井を見ながら死にたくない。

僕は病院がいい。知らない人に囲まれるだろうけど、そのほうがいい。家族に気兼ねしながら死にたくない。

バラバラだね。

同じ家族でも、兄弟でも、違うものですね。今日はここまでにしておきましょうか。

　この日は、どこで最期を迎えるか、という点について、結論を出しませんでした。ここまでで全員で確認できたことは、

> **みんながバラバラの考えをもっていること**

でした。

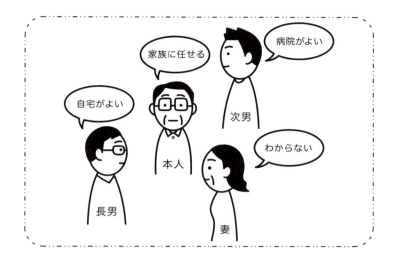

　この状況から前に進むために何が必要か。それは、全員の意見を統一することではありません。それぞれの意見は違うが、お互いがあるテーマ（ここでは「最期をどこで迎えたいか」）について、どのように考えているかを知ることです。それを十分に共有できた、と考えたため、これ以上は決めませんでした。
　この過程で、本人と家族が共有できた最も大切なことは何でしょうか？　私は、

> **本人は、①最期の場所にこだわりはない**
> **　　　　②家族の気持ちを大事にしている**

ということだと考えました。このような本人の考え方を本人の心の中にとどめるだけでなく、家族と共有できたことが、最も大切だと考えました。
　この10日後、大量出血を来たしてショックバイタルになったため、緊急往診をしました。本人は意識もうろうとした状態で、コミュ

ニケーションは困難でした。その際の会話です。

病気の影響で出血して、血圧も下がっています。このまま過ごすと、明日は迎えられないでしょう。病院に行っても、治療ができるかはわかりません。輸血くらいしか選択肢はないと思いますが、それも難しいかもしれません。病院に行っても、そのままお亡くなりになる可能性も高いです。このままご自宅で苦しくないように対応させていただくこともできます。どうしますか？

……。

私にはわからない。決められない。先生、どうしたらいいですか？

息子さんたちに、うかがってみましょう。

病院に連れて行きます。そこまでチャレンジして、それでも助からなかったら諦められます。

息子さんたちが「病院に行こう」と決めました。手配をしようと思います。よろしいですか？

……（うなずく）

　救急車で大学病院に搬送されましたが、輸血することも難しく、そのままお看取りになりました。ご逝去された後、グリーフケアで訪問しましたが、ご家族の皆さんはそれぞれの後悔は抱えていらっしゃったものの、「病院に行く」という決断に対して悔いはなかっ

たようです。

　この流れを想像すると、次の図のように、家族だけで背負わなければならなかった決断が、本人の価値観を事前に知ることができたことによって、本人と家族で重荷を分け合うように決断を共有できた、といえるのではないでしょうか。

　　　　　　父ならこう考えるのではないか

ということが想像できるようなヒントを事前にもらうことができた、ということかもしれません。

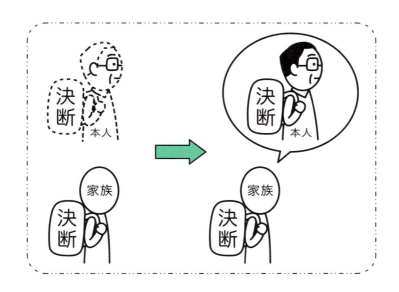

ACP（Advance Care Planning）では、「何かを決めることよりも、プロセスが大切」といわれています。その一端を、私はこのケースから感じることができました。

Ⅱ-c

想像を広げて
一歩踏み込んだ
アプローチ

本項では、二手三手先を読んだり、相手の発言や行動の裏に隠れた意図を精一杯に想像してかかわったことで、よいかかわりが生まれたケースを紹介します。

　明日の診療からすぐに使えるケースではないですし、表面上の発言内容をそのままコピーして使っても、逆効果になることもあると思います。これらは、ここで紹介するような意図的なかかわりを行わなくても、患者や家族にとっては「よかった」「ありがとうございます」と言ってもらえる結果に、たどり着くことはできたかもしれません。それでも、想像力をフル稼働させることで、よりよい結果にたどり着くことができることを、感じてもらいたいと思います。

　ここでの注意点は一点だけです。たとえ「よかれ」と思って選択したアプローチであっても、医療者のかかわりは患者や家族を傷つけることがある凶器になりうる、ということです。医療者の視点と価値観で押しつける「よかれ」ではなく、医療者自身も傷つく怖さを自覚したうえで相手の立場を徹底的に想像して踏み込む「よかれ」が、患者や家族の可能性を広げる結果を生み出すチャンスになりうる、といってもよいでしょう。

話し合いを通じて得られた気づきが方針転換につながったケース

> 80歳代、男性。妹と同居し、元気な頃は本人が妹の生計も支えて生活していた。5年前から徐々にADLが低下し、最近は伝い歩きで、室内を移動する程度の生活になっていた。
> 2カ月前に腹痛が出現して急性期医療機関に搬送され、S状結腸がんStage Ⅲと診断された。高齢でPerformance Status (PS)も低いため、手術や化学療法は適応外と判断され、Best Supportive Care(BSC)の方針となった。
> ADLは、室内を歩行器で移動できる程度まで改善している。自宅に戻ることを検討していたが、介護力不足を理由に家族から難色が示され、緩和ケア病棟に入棟することとなった。緩和ケア病棟への転院までの、急性期医療機関での入院継続は困難となったため、転院されてきた。転院初日の本人、妹と医療者の会話である。

医師：ここではどんなふうに過ごしたいですか？

本人：この後も他の病院に移る、と聞いている。そこでがんの治療をするよ。ここでは、できるだけ妹と姪に迷惑かけたくないから、リハビリを頑張って、治療ができる体力をつけなきゃいけないね。

ご家族はどのようにお考えですか？

 私たちは本人に任せていますので……大丈夫です。

 前の病院のリハビリは大変でしたか？

 前の病院ではストレスが多くて、みんなにきつくあたっちゃって、だいぶ怒られたよ。それもあって、ここに移ることになったんだろうけどさ。改心したからちゃんとやるよ。

 わかりました。次の病院の治療につながるように、リハビリを頑張りましょう。

 わかった、よろしくね。

 ……。

　同席していた看護師は、妹と本人の温度差が気になったため、帰りがけの妹に声をかけて話を聞きました。

 ご本人の前ではあまりお話しされていなかったのが気になって、声をかけました。

 本人はもともと怒りっぽい性格なんで、なかなか本人の前では話がしにくいんです。

 ご本人はここでリハビリして、転院してから治療を続けるお気持ちでいらっしゃるようですが、ご家族としては違うお考えをもっていらっしゃるんですか？

この後の方向性は同じです。家に帰っても手伝えないし、自分の体調も万全ではないので、家に帰って来られても、本人の介護はとても無理です。日中は仕事で家を留守にするので、本人が一人で倒れていても心配だし、誰かがいるところのほうがいい。家にいるよりも、そのほうが少しは長生きできるかな、と思って。だから、ここからホスピスに転院してもらいたいです。

ご本人も、ここから次の病院に転院するとおっしゃっているので、まずはリハビリを頑張ってもらいながら過ごしましょうね。

本人は、治療ができないことを受け止められないと思うので、次の病院がホスピスだ、ということは今は言わないでください。

転院についてご本人にどのように伝えるか、また相談しましょう。

　この段階で、本人と妹が考える今後の方向性は、「ここでリハビリしてから次の病院に転院する」で一致していることは確認できました。二人から感じる温度差については、このように解釈できます。

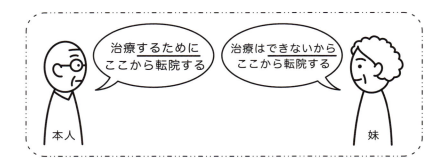

つまり、

治療を諦めていない本人 vs 治療を諦めている妹

という構図です。この構図に基づけば、理由はさておき、この後は転院するという方針で一致しているので、表面上は問題がないようにみえます。

その後、リハビリを進めていましたが、本人は医療者に怒りを表出することが増えてきました。医療者は、ADLを向上させて治療したいと考えている本人が、思うようにADLが上がらないことでいら立っているのではないか、と考えました。今後の方向性を相談するため、家族と話し合いをすることになりました。

◆医療者と妹のみで話し合い

 ご本人は、次の病院に行ってよくなって、家に帰れると思っているようです。そのなかで体調が思うようにならないため、あせっていらだっていらっしゃるように見えます。ご本人とご家族の間で、転院の目的が少しずれているようなので、その後の方向性を話し合いたい、と考えています。

そうですよね。今日も会った時に「イライラしている時の兄そのもの」という感じでした。

お腹の痛みもあるのか、お食事を召し上がる量も日によってムラがあります。

前の病院では、栄養状態がよければ、手術ができると聞いています。手術はできるんですか。

転院された時から栄養状態はとても悪く、前の病院からも積極的治療は望んでいらっしゃらない、と聞いていますが。

望む、望まないではなく、「できない」と言われただけです。

ご本人は、「リハビリ＝家に帰るため」という認識です。次に違う病院に行く、と決まっていることで、リハビリもやる気持ちにならないことがあるようです。

治療は、もうどこに行ってもできないんですか？

前の病院では、どんな説明を受けましたか？

本人とCTの画像を見ながら、説明を聞きました。本人は「切っちゃえばいいじゃん」ってケロッとしてましたよ。それは栄養が足りないからできない、と言われたんです。私は栄養が戻って来れば、家で歩けるんじゃないかと思っていますよ。でも、今の元気がない状態では家でどうやって過ごすか、わからないし……、どうしよう……。

ここまで来ると、皆さんお気づきですよね？　入院時に想定していた構図は、どうやら間違っていたようです。状況を整理しましょう。

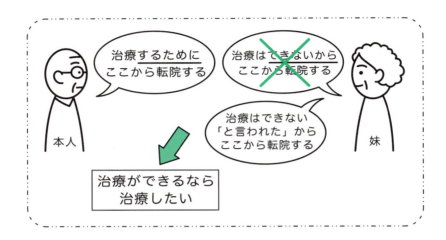

この図のように、

本人も妹も、根底にある思いは共通している

ということがみえてきました。そうすると、改めて戦略を立て直す必要があります。本人も呼んで話し合ってみることにしました。

 ご家族とこれからの戦略を相談していましたが、ご本人がどう考えていらっしゃるかを教えていただかないと決めることができないので、お声かけさせていただきました。

 体力と栄養をつけて家に帰る、それしか考えていないよ。今のままだとどうなるんだろう？　難しいよね。

前の病院で、病気のことをどのように聞いていらっしゃるか、もう一度教えていただけますか？

腸にがんがある、と言われたけど、体力がないから手術できない、と言われたよ。だから、早く体力つけて、手術したいんだよね。

ご家族のお気持ちも同じですよね？

もちろんです。治療ができるなら、してもらいたい。

手術を受けられる可能性があれば、その可能性を探りたい、という気持ちが強いですか？

俺は前進することを選びます。

　本人も家族も、気持ちは揃っていることが確認できました。その後、前医と異なる急性期医療機関に相談して、手術可否の判断を含めて精査してもらえる方針となりました。同院で精査の結果、外科的治療を受けて、自宅退院につながっています。

○...○..○...○...○...○...○...○...○...○...

　このケースでは、話し合いをとおして方針転換に結びついたものの、当初の医療機関同士の申し送りにあった「ホスピスへの入棟待ちのための転院」という方針に疑問を抱くことがなければ、本人も家族も納得しきれないまま、その方針に流されていくことになっていました。

　当初は、本人と家族とは、気持ちと理解がずれていると思われて

いましたが、話し合いを通じて、実は思いは一緒だ、ということがみえてきました。だから、話し合いは大切なんです。

状況から想像する

> 90歳代、男性。若い頃から小料理屋を営んでいたが、早くに妻を亡くし、小料理屋をたたんだ後は、長男夫婦と中学生の孫娘と同居して生活していた。身の回りのことは自分でできていたが、認知機能の低下が進み、日中は座ってテレビを見ながら過ごす生活だった。
>
> 孫が1カ月半前に発熱して、COVID-19感染症と診断された。1週間後に本人にも発熱と呼吸困難が出現し、COVID-19感染症と診断されて、急性期病院に入院した。入院中に廃用症候群が進行したため、リハビリ目的で転院した。転院時の長男と孫との会話である。

長男：もう少し話したりできると思っていたんですけどねえ。

医師：これからリハビリを行いますが、元の生活に完全に戻ることは難しいかもしれません。どのくらいリハビリで改善するかみながら、今後の生活について相談していきましょう。お孫さんは何か気になっていることありますか？

孫：……。

：大丈夫です。これからできるだけ会いに来て励まそうね。

うん。

 ぜひ応援してあげてください。

　リハビリは比較的順調に進んでいましたが、経過中にCOVID-19感染後の器質化肺炎が悪化して酸素需要が出てきたため、改めて家族と方針を相談することにしました。
　皆さんならば、このような時にどのように説明するでしょうか？

 コロナに感染した影響で、肺が硬くなって炎症を起こしています。コロナの後遺症です。これからステロイド薬や抗生剤の治療が必要になると思います。

　こんな説明が想定されるでしょう。もちろん正解です。医学的な解釈としては、まったく間違いがないでしょう。ただ、ここで少し想像力を働かせてみると、違った話し方になるかもしれません。現在の状況を整理してみましょう。

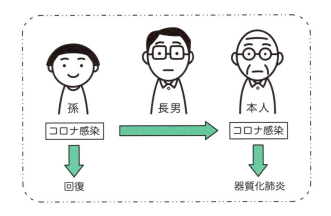

それぞれの立場から見た現状を整理してみましょう。

> 本人：（原因はよくわからないが）熱が出て息苦しい
> 孫：（たぶん）おじいちゃんにコロナをうつしたのは私だ
> 長男：娘が父にコロナをうつして、父が苦しんでいる

　この状況下で「今の肺炎の原因はコロナの後遺症です！」と言い切ることの意味合いはあるでしょうか？　医療者のアセスメントとしては、器質化肺炎の原因はコロナ感染だ、と考えることは大切ですが、すべて伝える必要があるか、を考える必要があります。
　このケースでは、原因をコロナの後遺症と伝えても伝えなくても、本人たちに届く情報量は変わらない、とはいえないでしょうか？　もう一度、伝え方を振り返ってみます。この図のような状況にある家族には、どの情報が意識に残るでしょうか？

 コロナに感染した影響で、肺が硬くなって炎症を起こしています。コロナの後遺症です。これからステロイド薬や抗生剤の治療が必要になると思います。

　下線を付した部分が強く印象に残るでしょう。これによって、長男と孫にとっては「孫からうつされた」コロナによって本人が苦しんでいる、という認識が強まるでしょう。しかし、医療者側が伝えたいことは、

> ①肺が炎症を起こしていること
> ②ステロイド薬や抗生剤の治療が必要になること

の2点でしょう。そうすると、下記のような伝え方でもよいのではないでしょうか？

 肺炎を起こしています。肺が硬くなっているため、ステロイド薬や抗生剤の治療が必要になると思います。

このほうが、伝えたい内容に意識が集中されそうな気はしませんか？　医療者側が伝えようとしている内容は実質的に同じです。
　今回のケースと違って、家族内でコロナ感染が起きたという経緯がなければ、どちらの伝え方でもよいと思います。

同じ言葉を伝えても、相手の状況によって届き方が異なる

ということを理解していただけるのではないか、と思います。
　私は上記のように「コロナの後遺症」というフレーズを除いた伝え方を選択しました。その後の長男、孫、スタッフの会話です。

 低空飛行ですが、少し呼吸が落ち着いています。本来ならお風呂の予定でしたが、ご本人の体力を考慮して体を拭こうと思っています。Aちゃん(孫)も一緒にどうかな、と思ってます。
看護師

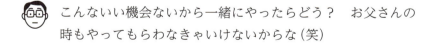 こんないい機会ないから一緒にやったらどう？　お父さんの時もやってもらわなきゃいけないからな(笑)

えーー、パパも？　んー、やったほうがいい？

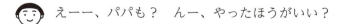 Aが決めなよ。でも、じいじも喜ぶと思うよ。

おじいちゃんも喜ぶと思いますよ。

 じいじが喜んでくれるならやりたい。

　この会話に、悲劇的な印象は感じられないと思います。もちろん、心の奥底には負い目もあるかもしれません。ただ、少なくともこの会話から、「コロナをうつした人とうつされた人」という関係性は浮かび上がってきません。病床の祖父を心配してケアをしている長男と孫娘、という本来の関係性に戻っています。
　看護師とともに清拭を行いながら、学校帰りに祖父と偶然出会って一緒に家まで帰ったことや、料理人だった祖父がつくるご飯が大好きだったことなどを教えてくれたそうです。

○．．．○．．．○．．．○．．．○．．．○．．．○．．．○．．．○．．．○．．．○．．．

　この流れのなかで、孫娘が何を感じていたのか、心に傷を負っていないのか、はわかりません。少なくとも、祖父、父、孫の関係性のなかで、最期の時間を過ごしていたことは間違いないと思います。残念ながら治療は奏効せず、数日後に永眠されました。

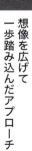

意図的に投げかける

　80歳代、男性。長年、大工として働いていた。30年前に自分で建てた家で、同年代の妻と二人暮らしで生活してきたが、4年前に大腸がんで手術を受けてから、認知機能が徐々に低下してきた。遠方に住む長女が定期的に訪問して支援しながら、生活していた。半年前、術後にイレウスを発症して近くの病院に入院したものの、嚥下機能と認知機能が低下したことからリハビリを行って自宅に戻るため、転院してきた。入院時に、今後の方針を家族と相談した。

医師　入院前はどんな生活を送っていましたか？

妻　よく一緒に散歩して過ごしていましたよ。

娘　ご飯も3食ちゃんと食べていたよね？　忘れっぽいのはあったけどね。

　そうね、認知症って言われていたから仕方ないけどね。でも、買い物に行って頼んだものを1～2個買い忘れるくらいだったから、あんまり困りませんでしたよ。

　今回入院して2週間経って面会したら、別人になっていて

びっくりしちゃったよね。

お父さんじゃないみたいになって、生気がなくなっちゃったわよね。私のこともわかっているんだか……。

もともとできていたことなので、ご飯も本当は食べられるんだと思います。私たちも毎日誰か、面会に来て励ますようにするので、歩いて帰れるようによろしくお願いします。

ぜひ会いに来てください。2～3週間リハビリをやってみて、その状況も踏まえて今後の方針を相談させてください。

看護師

よろしくお願いします。

　入院して2週間リハビリを行ったものの、認知機能低下に伴って本人のリハビリ意欲が乏しい状態でした。嚥下機能としては、嚥下食の摂取可能と判断されましたが、認知機能低下が目立つため、必要なカロリー摂取は期待できず、今後の療養方針を家族と相談しました。

全然食べてくれないですね。本人を励ましても覇気がない感じで。以前は、私が蹴っ飛ばせば、「仕方ないな」と言って頑張ってくれたんですけど。あの状況だと、自宅に戻るのは難しいですね。

何もわからなくなっちゃったんですか？

なかなか難しいですね。ただ、オムツを替える時には体を動かして協力してくださいますし、「はい」「いいえ」であれば

正確に答えてくださいます。周りの状況はよくわかっていらっしゃると思いますよ。

環境が変われば、もう少し頑張るようになるんですか？

奥様のお話では、おしりを叩かれれば頑張るタイプで、自発的に頑張る方ではない、ということですよね？　頑固なタイプですか？

そうですね、こうと決めると曲げないところはあると思います。

もしかすると、ご本人の意思表示かもしれないですね。病院食では嫌だ、ということかもしれないので、ご本人が好きなものを持って来ていただくのも一手ですね。

わかりました、好物を持ってくるようにします。このままだと、母だけしかいない実家に戻ることは難しいので、何とか頑張ってもらわなきゃ。

さらに2週間経過しましたが、状況は好転しませんでした。消耗が進み、座位をとるだけで失神することも目立つようになってきたため、今後の方向性を改めて相談しました。

やっぱりだめですね。食べられるようにはならないですよね。先生に言われたように、本人の意思なんだと思います。

そうかもしれません。

これから食べたり、歩いたりできるようになることは難しいですよね。

 1カ月のご様子から考えると、難しいと思います。

 自宅に戻すことは諦めます。私一人じゃみられないですもの。本人が建てた家ですから帰りたいだろうな、とは思うし、かわいそうな気もしますが、このままだと私も倒れてしまう。本人も許してくれると思います。この後は療養病院に行ってもらいます。

 1カ月、悩まれたんですね。<u>ご本人のことをよく知る奥様が決めたことですから、私もそれでよいと思います。</u>ご家族としても同じお考えですか？

 母から気持ちは聞いていました。仕事や家庭のことを考えると私も手伝えないし。父にはかわいそうという気持ちはあるのですが、母が決めたことですし。

 家族共倒れになると、皆さんにとってつらい時間になるので、<u>私もその考えには全面的に賛成です。</u>療養病院に行く前に、ご家族としてやっておきたいことはありますか？

 外出が可能なら、一度自宅に帰らせてあげたいです。このまま療養病院に行くとその機会はないでしょうし。私も手伝うから、一緒に少しだけ家に帰らせてあげようよ。

 そうだね、帰りたがっていたからね。これで少しは私の気も済むし。

下線を付した部分は、

主治医が意図的に投げたボール

です。意図がおわかりになるでしょうか？　入院時からのやりとりを振り返って、気持ちの変遷を想像してみましょう。この状況を整理して図示すると、下図のようになります。

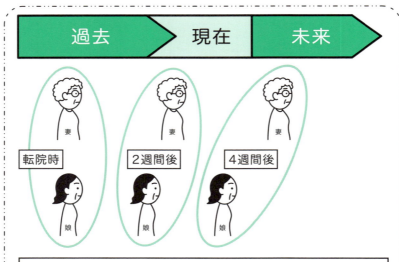

本人の状況の受け止めについて、妻と娘の立っている位置がどんどん離れていることがわかると思います。違和感がありませんか？当初は、本人の現状を受け止めきれず、未来について大きな希望を

もっていた人が、わずか4週間できれいさっぱり希望を捨てる、ということが可能でしょうか？　主治医の目には、妻が無理して走って行こうとしているように映りました。「自分がここで決意することですべて決着する」と納得させようとしているようにも感じられました。そのため、「あえて」そこを全面的に後押ししています。

妻の決断に医師が全面的に同意する

ことによって、「先生もよいと言ってくれていたし」という言い訳ができて、次の図のように、妻の背負う荷物を軽くできる状況をつくりだそうと考えています。

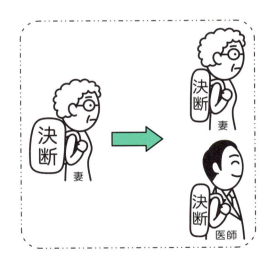

　しかし、よく考えてみるとお気づきかと思いますが、現在の構図は、実は次の図のような状況です。

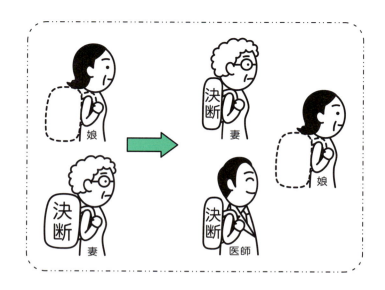

　この状況の娘の気持ちを想像してみましょう。医師と妻で荷物を背負われると、娘も何か背負いたくなってきそうじゃないですか？ 外出をきっかけに、妻と娘の気持ちの変化が生まれることを待ってみることにしました。次は、外出から戻ってきた娘とスタッフの会話です。

 家で過ごしている父の様子を見たら、本当に療養病院でよいのかな、と思って。母に聞いてみたんです。「本当に自宅に戻さなくていいの？　私も手伝うよ」って言ったら、やっぱり母も家に帰したい気持ちがあったみたいで、やっぱり家に帰そう、ということになりました。

 お母様の体力や、お嬢様のお仕事の調整は大丈夫ですか？

 不安は尽きないですけど、やっぱり、ねえ。

ヘルパーさんや訪問看護師さんの力を借りながら過ごしてみて、難しくなったら早めにまた相談しましょう。

 ありがとうございます。よろしくお願いします。

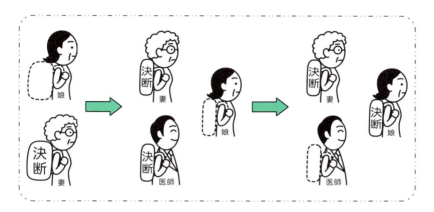

　この図のように、最初は妻が一人で背負おうとしていた決断を、途中であえて医師が一緒に背負うことによって、最終的には

妻と娘の二人が一緒に背負うことができた

という流れになります。
　この方は、訪問診療や訪問看護などの調整を進めたうえで、自宅に退院され、1カ月後に自宅で逝去されました。

○．．．○．．．○．．．○．．．○．．．○．．．○．．．○．．．○．．．

　本例で大切な要素は「妻の決断に違和感をもてるか」です。妻の決断を字面だけで理解すると、「本人の状態が元に戻らないことが

わかったので、自宅に戻ることは諦めます」という内容であり、「現状を受け止められたため、現実的に判断した」という解釈も成立するでしょう。きっとそれも間違いではないと思います。ただ、

> ①葛藤していた妻が、急に決断したこと
> ②妻と娘は同じように期待を抱いていたはずなのに、妻が一人で決断しているように見えたこと

という２点に気づけると、違和感をもてるでしょう。
　このように、本人や家族の判断を言葉だけでなく、そこに至るまでの流れのなかで、その意図を理解しようと努めると、言外の意図を拾える時があります。その時には、誰も想定していなかった道筋が開ける可能性もあるため、意識して行間を読んでみることをお勧めします。

Ⅲ

相手の考えていることを想像するヒントの探し方

本書で示したさまざまなコミュニケーションにおいて行っていたことは、意思決定支援と呼ばれる過程の一部、ということができます。意思決定支援とACP（Advance Care Planning）の違いや、それぞれの詳細な定義づけについて論じることは本書の目的ではないので控えますが、意思決定支援において必要とされる「患者や家族の価値観を浮かび上がらせるかかわり」について、本書では触れてきた、と理解してください。

　本章では、個別のケースを通じて触れてきた考え方の概要をまとめたうえで、今後皆さんが向き合っていくことになるケースのヒントを得られるように、ポイントをまとめておきます。

1 相手に「興味をもつ」ことと「観察する」こと

　意思決定支援をしたい、と考えて患者や家族の前に出ても、何から話し始めればよいかわからない、という声をよく聞きます。多くの場合、その時点の思考が「尋問モード」になっていることに注意しましょう。

　尋問や事情聴取では、刑事は被疑者に対して引き出したい答えを想定しており、いかに<u>自分にとっての正解に近づくか</u>、というアプローチをとります。

「これを盗ったのはお前だろう！」
「私じゃありません」
「いや、証拠は上がっているんだ。いい加減白状しろ！」
という、あれです。

　尋問モードで向き合ってしまうと、結局は<u>医療者にとっての正解</u>に到達しようとしている、ということを理解する必要があります。医療者は常に、医学的正解というフィルターを通して物事を考えています。なぜなら、私たち医療者は、医学的正解という価値観をもつ人種だから、です。

　一方で、雑談をしている状況では、事前準備している問いかけがあるわけでも、それに対して想定される正解があるわけでもありません。

「この間の旅行楽しかった？」
「急に天気が悪くなってねえ」

「えっ、大変だったねえ」
「でも楽しかったからいいかな」
という会話には、正解もなければ、到達しなければならない結論が事前に設定されているわけでもありません。

　雑談をすることで、意思決定支援が進みやすくなります、といいたいわけではありません。しかし、雑談のなかには、意思決定支援のプロセスにおいて大切な要素があります。それは<u>相手に興味をもつこと</u>です。相手が週末に旅行に行った、ということを知っていても、その感想を聞かなければならない、という決まりはありませんが、「旅行に行くと言っていたけど、楽しんでこられたかな？」と相手に関する想像を巡らせるから、最初の質問が出てくるわけです。

　相手のことを知り、相手に対して想像を巡らせることが、意思決定支援において大切な要素です。とはいえ、やはり初めて会った相手に対して何を聞けばよいか……、という課題に戻ってきてしまいます。こんな時には、

医療者は患者のことを何も知らない

という当たり前のことを前提にすると、気持ちが楽になります。患者のことは、患者や家族に教えてもらうしかありません。

　ここでは、口頭の質問だけでなく、<u>観察</u>も有用な手段です。実は患者や家族の周囲には、たくさんの会話の手がかりが転がっています。友人だったら、
「久しぶりだね。あれ、髪型変えたの？」
「ミッキーの服かわいいね。ディズニーランド行ってきたの？」
と話し始めることはありませんか？　それと同じです。

　ご自宅にうかがうことができる訪問診療であれば、壁にかかっている写真や絵、賞状、本棚の本、積んである雑誌など、たくさんの

ヒントと出会えるでしょう。病院に入院されたばかりの方でも、持ってきた荷物を詰めている袋（犬の柄の袋であれば犬好きなのかもしれない）、メモをとるために使っているペンに刻まれている名前（所属している団体のものだったりします）、着ている洋服（すごくおしゃれ好きかもしれません）、マニアックなところではゴミ箱の中にもヒントが転がっています。また、本人を見る家族の視線（温かい視線か厳しい視線か、興味なさそうか）など、さまざまなことを観察して、

あなたのアンテナに引っかかったもの

から会話を始めてみればよいのです。そうすると、
「きれいなセーターですね」
「そうなの、孫がプレゼントしてくれたの。うちの孫は優しいのよ」
「自慢のお孫さんなんですね」
などと会話が広がり、本人を取り巻く登場人物も、少しずつ姿を現してくるでしょう。

　ここで注意することは、現場検証ではないのですから、それぞれを凝視して観察することは避けましょう。普段より少し視野を広くして、自分の視界の中に入ってきた気になるものを無視せずに、興味をもって見てみる、ということが大切です。

2 相手の本音はどこにある？

　医療者と患者の関係に限らず、対人コミュニケーションにおいて相手の本音を探ることは、とても難しいです。そして、時として本人も気づいていない本音がある、ということが、問題をさらに難しくさせます。
　相手が何を考えているか、について探るためには、

> **相手の行動に着目すること**

が有用です。ついつい、外から見てわかりやすい「発言内容」に振り回されがちになりますが、その下には、本音をより正確に反映している可能性がある行動が隠れています。「口先だけ」という表現からわかるように、口で言うだけなら何とでも言えますが、行動に移すことは難しい。何を言っているか、よりも、何をしているか、のほうが、その人が本当に思っていること、考えていることを示す信頼度は高いですよね？
　発言ばかりに目を向けるのではなく、行動に注目することで、さらにその下に隠れた価値観を探りやすくなります。

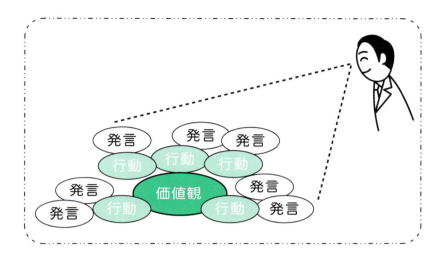

Ⅲ 相手の考えていることを想像するヒントの探し方

3 「未来」を考えるうえで「過去」を振り返る

　「1」（203ページ）で述べたように、観察や会話から患者のことを知ることができますが、そこで知ることができるのは何でしょうか？ 医療者は超能力者や預言者ではないので、いきなり相手の「未来」を知ることはできないでしょう。すぐにわかることは今の様子、つまり目の前に存在する事実をもとにした、患者の「現在」です。

　では、その「現在」は、独立して存在するものでしょうか？　当然、その人たちがたどってきた歴史のうえに、今の姿があるでしょう。つまり、

> 「過去」の積み重ねのうえに「現在」がある

といえます。言い方を変えれば、現在からさかのぼっていけば、患者の過去を知ることができるはずです。

　意思決定支援は、患者の価値観を知るアプローチであり、価値観は、その人の積み上げてきた「過去」を基盤にしなければ生まれません。つまり、意思決定支援を通じて意思決定してほしい「未来」は、「過去」を抜きにしては、到達できないのです。

　しかし、現実には次の図のようなアプローチが多いのではないでしょうか。医療者は、現在の課題や問題点に対する解決策を考えることに長けていますが、残念ながら、これでは「現在」から「未来」

を考えているだけで、不十分です。

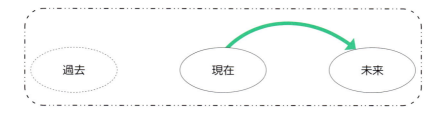

　過去と未来をつなげるには、まず「現在」からつかんだヒントをもとにして患者の過去を知り（①）、そこから価値観を浮かび上がらせます。その価値観をもとに未来を考え（②）、その未来に向けて対応が必要な現在の課題を整理します（③）。このような一連の作業を、意思決定支援によって行っている、と理解してください。

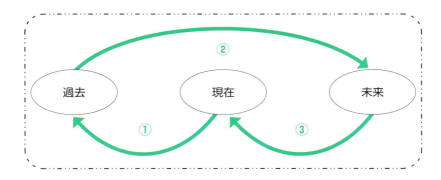

　自分のことに置き換えて考えてみると、このことはもっとよく理解できるのではないでしょうか。例えば、転職経験がある方であれば、転職のタイミングで考えたことを思い出してみてください。

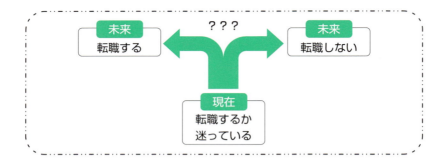

　「現在」だけで「未来」を考えようとすると、何をもとにして考えればいいのか、判断軸が見えません。そうすると目につきやすい職場への距離、知名度、給料などによって決めるしか方法がなくなってしまいます。それでは、本当に正しい選択ができたのだろうか、という疑問がつきまとうと思います。

　こんな時にはどのように働いてきたのか、分岐点に立った時に何を軸に判断してきたか、という「過去」を思い出すことで、自分自身の価値観に気づく機会があるでしょう。そこで浮かんできた価値観をもとに、転職の是非という「未来」の課題に対して判断することになります。そして、転職すると決めたら、そこに向けて「現在」の課題とどのように向き合うか、について改めて考え直すことになると思います。

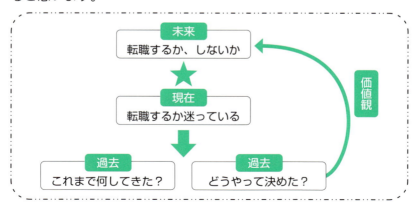

この過程を通じて大切なことは、

答えは本人の中にある

ということです。「決められなくて、他者に相談することもあるじゃないか」という声も聞こえてきそうですが、「『誰に』『何を』相談するか」を決めているのは本人です。
　誰かに相談する時、「この人に、こういうことを聞いたら、〇〇と言われるだろうな」ということは、事前にある程度予測できることが多いと思います。つまり、相談相手に求めているものは判断や決断ではなく、あくまで後押しです。
　意思決定支援に立ち返って考えると、医療者に求められている役割は、本人が自分の中にある答えに目を向けられるようにするために、現在から過去に、患者とともに戻っていくお手伝いをすることです。

意思決定支援の主役は患者

というと、「当たり前だよ」「知っているよ」と言われそうですが、夢中になると、ついつい忘れがちになります。改めて考えてみると、どこまで当事者意識をもって意思決定支援に取り組めばよいのか、と、そのさじ加減がわからなくなる人も多いでしょう。
　一生懸命考えれば考えるほど、「私」にとっての正解を追い求めていないかと不安になる、という声を時々聞きます。私自身、この懸念は半分正解、半分不正解だと思っています。このことについては、本書では深追いしませんが、コミュニケーションをとる相手が自分の意見をまったくもたない人だとしたら、困った状態にいる人

が会話する気になるだろうか、と考えてもらえれば、何となく理解していただけるのではないかと思います。

おわりに

　本書では失敗例からうまくいった例まで、具体的なケースを紹介しました。いずれも私が直接担当したり相談されたりして、かかわってきたケースです。「はじめに」でも書きましたが、個人の特定がされない程度に内容は修正していますが、本質的な部分は変えないように注意しました。

　コミュニケーションに失敗したケースでは、「医療者として」の立場に執着してしまったり、「私」のプライドを守ることに執着してしまったり、対立構造を作り出してしまったりなど、「前に出る」要素が強く出たケースが多いように感じています。
　その一方で、かかわりがうまくいったように感じているケースでは、本人や家族が自ら答えを出す、と信じて、相手の見ている世界を想像しながら、「待つ」「引く」のかかわりができたケースが多かったように振り返っています。

　私自身が医療者として伝えることの難しさを痛感したきっかけは、2019年1月29日でした。「父親が入院した」と親友からメールが来ました。彼の父親はすい臓がんの治療を続けていました。外勤が終わった足でお見舞いに行き、親友、母親、妹がいる病室に入ったとき、下顎呼吸になっている彼の父親の姿を目にしました。「今夜中に亡くなるな……」と思いながら、とりとめもない思い出話をして1時間ほど滞在し、退室しました。見送りに出てきてくれた親友と歩きながら話していると、「あと2〜3日かな？」と泣き笑いのような顔で唐突に聞かれました。
　彼が私に求めていることは何だろう？　私の口から聞きたいこと

213

は真実だろうか、慰めだろうか？　希望をもちたいと思っているかもしれないのに真実を告げたら、彼との関係性が壊れてしまうのではないか？　冷たい奴と思われるのではないだろうか？　などと、30秒ほどの間でいくつものパターンを必死に想像し続けました。考え続けた結果、正直な判断を伝えよう、と決めて、「今夜はみんなでついていてあげてほしい」と伝えました。「ありがとう」とだけ、彼は言ってくれました。翌朝、「昨日は来てくれてありがとう。今朝、亡くなりました」というメールが入りました。

　恥ずかしながら、医師としてこの時以上に真剣に、想像力を働かせて考えたことはありません。医療者である自分が口にする言葉には相手を傷つける暴力性もある、ということを初めて意識した経験でした。

　講演でこのような話をすると、「想像力を磨くにはどうしたらいいのか？」という質問を時々受けます。私は、「自分と違う世界にできるだけ多く触れること。読書でも、漫画でも、映画でも、友人知人との雑談でも、海外旅行でも、何でもいいのです」と返事をしています。できるだけ多く外の世界に触れて、自分とは違う世界があることを理解するための引き出しを増やしてみてください。

　私を読書好きに育ててくれた両親に感謝しています。そして、妻、息子、娘とのコミュニケーションから、新たな視点を日々教えてもらっています。本書をまとめるにあたっては、毎日の現場で悩み、考えながら格闘してくれている「おうちにかえろう。病院」のスタッフから、数えきれないほどの多くのヒントとチャンスをもらいました。病院立ち上げを支えて書籍化を勧めてくれた阿部巧先生にも感謝の意を表して、本書を締めたいと思います。

　本書が医療者の想像力を磨く一助となることを願っています。

水野　慎大

著者紹介

水野 慎大
医療法人社団焔　おうちにかえろう。病院　病院長

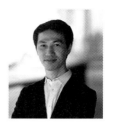

◆略歴
2000年　筑波大学附属駒場高等学校卒業
2006年　慶應義塾大学医学部卒業
　　　　総合病院国保旭中央病院　初期臨床研修医
2008年　慶應義塾大学医学部　内科専修医
2009年　東京都立大塚病院　内科　医員
2010年　慶應義塾大学医学部　内科学（消化器）
　　　　慶應義塾大学大学院　医学研究科博士課程　入学
2014年　慶應義塾大学大学院　医学研究科博士課程　修了　博士（医学）取得
　　　　東京都済生会中央病院　消化器内科　医員
2015年　慶應義塾大学医学部　内科学（消化器）　助教
2018年　慶應義塾大学医学部　内科学（消化器）　専任講師
2019年　医療法人社団焔　やまと診療所
2021年　医療法人社団焔　おうちにかえろう。病院　開院に伴って現職
2022年　慶應義塾大学文学部入学

◆資格
日本内科学会総合内科専門医、日本消化器病学会消化器病専門医、日本消化器内視鏡学会内視鏡専門医

◆所属学会
日本内科学会、日本消化器病学会、日本消化器内視鏡学会、日本在宅医療連合学会

◆今の関心事
1. 地域包括ケア病棟の役割を考えて具体化すること。
2. 意思決定支援を論理的に学べる形を作って広げること。院内スタッフ向けにACPマイスター養成講座を開講し、院外向けに意思決定支援に特化した「これからどうする」外来を開設した。

◆家族
妻、長男、長女、柴犬

意思決定支援 こんなときどうする！？

発　行	2024年9月20日　第1版第1刷Ⓒ
著　者	水野慎太
発行者	青山　智
発行所	株式会社 三輪書店
	〒113-0033　東京都文京区本郷 6-17-9 本郷綱ビル
	TEL 03-3816-7796　FAX 03-3816-7756
	https://www.miwapubl.com/
装　丁	大森庸平
組　版	有限会社 ボンソワール書房
印刷所	シナノ印刷 株式会社

本書の内容の無断複写・複製・転載は、著作権・出版権の侵害となることがありますのでご注意ください。
ISBN 978-4-89590-825-2　C3047

JCOPY <出版者著作権管理機構 委託出版物>
本書の無断複製は著作権法上での例外を除き禁じられています。複製される場合は、そのつど事前に、出版者著作権管理機構（電話 03-5244-5088、FAX 03-5244-5089、e-mail: info@jcopy.or.jp）の許諾を得てください。